COLEÇÃO BELEZA

TÉCNICAS DE CORTE DE CABELO
DESENHO, ESTRUTURA E FORMA

Maria de Fátima Carvalho
Nely Mendes

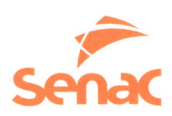

senac

Senac CE - 2016

Fecomércio CE Senac
Sesc Senac IPDC

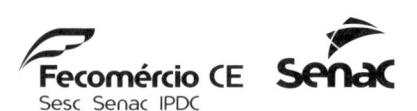

Copyright©2016 by Senac
2ª reimpressão

Presidente da Federação do Comércio do Estado do Ceará e do Conselho Regional do Senac Ceará
Luiz Gastão Bittencourt da Silva

Diretora Regional
Ana Claudia Martins Maia Alencar

Diretor de Educação Profissional
Rodrigo Leite

Diretor Administrativo-Financeiro
Sylvio Britto dos Santos

Gerente de Desenvolvimento e Tecnologia Educacional
Carina Bárbara Ribas de Oliveira

Gerente de Produção Editorial
Denise de Castro

Consultora Pedagógica
Luiza Isabel Alencar

Consultora do Segmento Beleza
Eveline Costa

Consultora Pedagógica da Editora
Josefa Braga Cavalcante Sales

Preparação do texto e Redação
Raphaelle Batista

Revisora técnica
Adinete Girão Mota

Projeto gráfico original
Roberto Santos

Capa
Sérgio Melo

Diagramação
Rayanne Lô e Kelson Moreira

Finalização
Kelson Moreira

Revisoras
Cleisyane Quintino
Raquel Chaves
Mayra Pontes

Ilustrador
Eli Barbosa

Catalogação na Fonte
Katiúscia de Sousa Dias

Dados Internacionais de Catalogação na Publicação (CIP)

Carvalho, Maria de Fátima

Técnicas de corte de cabelo: desenho, estrutura e forma. / Maria de Fátima Carvalho, Nely Mendes; ilustrações de Eli Barbosa. Fortaleza: Senac Ceará, 2016. (Coleção Segmento Beleza).

116 p. Il.

ISBN: 978-85-99723-25-8

1. Cabelo – técnicas de corte. 2. Cabelo – anatomia e fisiologia. 3. Química capilar. 4. Cabelo – cuidados. I. Barbosa, Eli. II. Título

CDD: 646.724

Direitos Reservados ao
Serviço Nacional de Aprendizagem Comercial - Senac/AR/CE
Departamento Regional do Ceará

Av. Tristão Gonçalves, 1245 – Centro – CEP: 60015-000
Telefone: (85) 3270.5410
www.ce.senac.br/e-mail: editora@ce.senac.br

Sumário

Apresentação 5

O rosto e a fisionomia 7

Estudos cosmetológicos 27

Instrumentos e preparação para o corte 39

Técnicas de corte de cabelo 61

Secagem com escova e finalização 103

Apresentação

O cabeleireiro especialista em corte de cabelo deve fundamentar seu trabalho em conhecimentos sólidos que o tornem capaz de atender os clientes de forma personalizada. Para isso, é preciso estar atento a tudo que o cerca, da forma dos elementos da natureza à diversidade étnica e racial que compõe as diferentes belezas, aliando isso ao conhecimento de técnicas, produtos e tendências.

É para esse tipo de profissional, que se interessa não apenas por manusear bem uma tesoura, mas deseja ser capaz de harmonizar fisionomias, que este livro se destina. Aqui, o cabeleireiro será formado para se tornar um profissional capaz de adequar a imagem do cliente por meio do corte e da modelagem dos cabelos.

O estudo das formas geométricas, das linhas e dos ângulos presentes na estética humana é o primeiro passo para essa formação. Aprender a valorizar as características de cada pessoa é fundamental para sua atuação na construção da imagem do cliente.

A composição dos produtos cosmetológicos, as técnicas de corte masculino e feminino, além dos melhores instrumentos para a execução do trabalho, conteúdos também encontrados em *Técnicas de corte de cabelo: desenho, estrutura e forma*, são conhecimentos importantíssimos no dia a dia do profissional.

Tudo isso está delineado nas páginas a seguir. Divididos em cinco capítulos, cada assunto aparece de forma clara e objetiva, com uma linguagem simples e de fácil compreensão, para que qualquer pessoa seja capaz de compreender a base do ser cabeleireiro. Em algumas unidades, apresentamos ainda um passo a passo para facilitar a execução das técnicas.

Nosso objetivo é, por meio deste livro, ajudar a capacitar profissionais comprometidos em crescer e se destacar num mercado cada vez mais competitivo e exigente. Por isso, *Técnicas de corte de cabelo: desenho, estrutura e forma* traz conteúdos úteis a todos os profissionais da área, do iniciante ao mais experiente. Afinal, sempre é tempo de aprender um pouco mais.

COLEÇÃO BELEZA

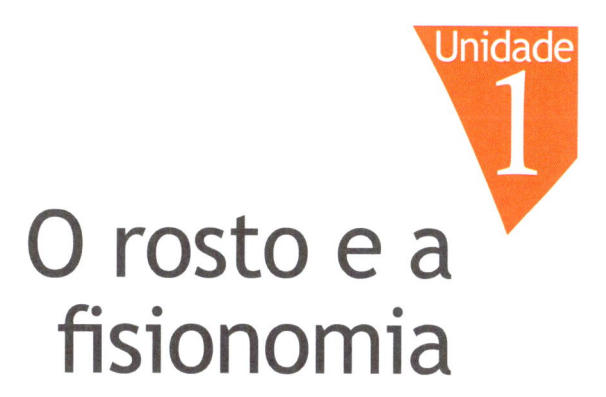

Unidade 1

O rosto e a fisionomia

Nesta unidade, você vai estudar para desenvolver as seguintes competências:

▶ Conhecer e identificar com facilidade os principais elementos estruturadores da forma do cabelo, assim como os ângulos e as linhas das composições visuais, com o objetivo de incluir entre as atividades do cabeleireiro a construção da imagem pessoal do cliente;

▶ Perceber a unidade, o ritmo, o equilíbrio e a simetria nas composições visuais;

▶ Reconhecer os diferentes tipos fisionômicos, as características e os estilos. A partir disso, identificar linhas e ângulos, disposição e formato de lábios, olhos, nariz, crânio e cor da pele. O objetivo é compor e equilibrar a imagem de acordo com as características individuais.

Introdução

O cabeleireiro precisa ter uma visão apurada sobre a imagem que cada pessoa precisa transmitir, porque de nada adianta ter uma bela imagem se ela não for adequada e funcional. O rosto assume o papel de espelho da alma dos seres humanos por externar seus sentimentos. Considerando seu formato e harmonizando ao melhor corte de cabelo, proporciona autoestima ao cliente e impulsiona a credibilidade e o poder.

De fato, ao se apropriar das técnicas de corte de cabelo, o cabeleireiro tem em suas mãos o maior e melhor legado para satisfazer o ego das pessoas que o procuram em busca de um melhor visual.

Criatividade, estudo das linhas que compõem o formato do rosto e bom gosto, aliados às técnicas de corte, resultam em colocar ao dispor do profissional e cliente os seus desejos. Por um lado satisfação – pelo outro, realização.

Para que o cliente sinta-se à vontade para expor seu desejo, o cabelereiro deve transmitir confiança ao surgerir o corte de cabelo que ache mais adequado para o visual pretendido, harmonizando o anseio do cliente com seus conhecimentos.

No momento desse encontro e afinamento do que é esperado do trabalho que será realizado, o cabeleireiro deve elaborar um planejamento e visualizar mentalmente o resultado. Ligar as linhas de corte ao formato do rosto, ao dia a dia do cliente e de como será prático aquele visual. Lembrando-se de suas atividades, gosto pessoal, tipo de cabelo e profissão.

Pronto. Agora vamos estudar. O livro o encaminhará a tudo que fará de você um profissional conhecedor das técnicas e de todos os outros atributos para torná-lo um artista na arte de cortar cabelos.

Pensando no assunto...

Que relação existe entre as formas geométricas e a realização de um corte de cabelo?

Relembrando as formas geométricas

As formas geométricas estão em tudo, no ser humano e na natureza de forma geral. O corpo é formado por linhas, ângulos e graus. Para dar harmonia ao visual, deve-se observar as proporções da silhueta humana.

Unidade 1 - O rosto e a fisionomia

Para isso, há uma ciência que fundamenta e responde muitas perguntas: a Matemática. Nela, estuda-se a Geometria, que tem por objetivo conhecer as formas de objetos e figuras, as medidas de suas partes, além de estabelecer relações entre elementos diferentes.

O trabalho do cabeleireiro, na maioria das vezes, consiste em alterar <u>dimensões</u> – porém, mantendo as formas. Isso aproxima essa atividade daquelas que trabalham com precisão, ainda que o profissional dos cabelos faça isso de forma intuitiva, sem a exatidão de quem lida com números e proporções. Como todo projeto, modificar ou manter formas de um cabelo requer organização de ideias e planejamento.

Desde a infância, conhecemos as figuras geométricas. Elas têm particularidades que justificam seu uso para compor as artes visuais.

> **Fique sabendo**
> **Dimensões:** O mesmo que extensão, medida (comprimento, largura, altura).

Começaremos pelas formas. E o que é forma?

Forma: configuração, feitio, feições exteriores, todo conjunto de homônimos fundamentais – ponto, reta, ou plano. (Pequeno Dicionário Brasileiro da Língua Portuguesa)

Na configuração das formas dos rostos humanos, que é o suporte do trabalho do cabeleireiro, encontramos semelhanças com as figuras geométricas que são formadas por linhas. Para entender e utilizar essas linhas, vamos relembrar cada uma. Elas nos ajudarão nas técnicas de corte de cabelo e na harmonia das linhas para equilíbrio da beleza facial.

Linha: É uma série de pontos conectados. Sua trajetória pode ser reta ou curva.
- **Linha reta:** horizontal, vertical, diagonal direita e diagonal esquerda. A linha pode ser grossa, fina, precisa ou imprecisa.
- **Linha curva:** côncava ou convexa, arredondada para fora ou para dentro.

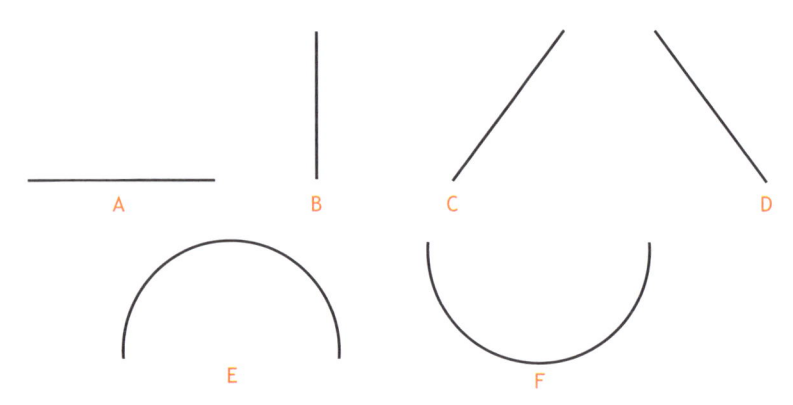

A: linha horizontal, B: linha vertical, C: linha diagonal direita,
D: linha diagonal esquerda, E: côncava, F: convexa

Cada linha segue uma direção. Unidas, elas formam figuras. Vejam suas definições:

Direção: É o caminho que a linha percorre: para cima, para baixo, para a esquerda ou para a direita.

Figura: É a representação de um plano de linhas que se encontram. Elas podem ser quadradas, triangulares ou circulares. Apenas para exemplificar, pois existem muitas outras.

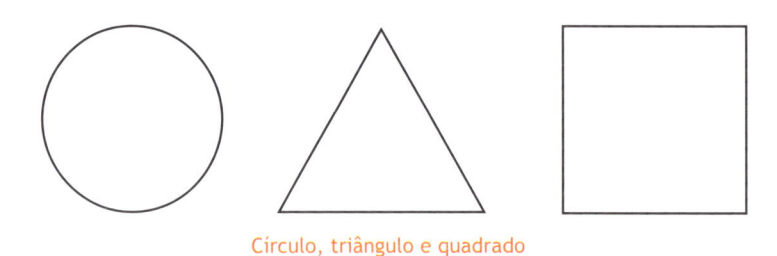

Círculo, triângulo e quadrado

Você sabia?

Quanto à imagem, segundo os estudiosos da Psicologia e do Visagismo, as características da linha podem expressar fraqueza, força, delicadeza, audácia, feminilidade ou masculinidade.

Ângulos e graus

Os ângulos e graus são partes importantes na composição dos cortes de cabelos. Eles explicam o porquê de o corte estar mais ou menos desfiado ou ainda em fio reto.

Ângulos são formados a partir do cruzamento de linhas. Os ângulos principais do eixo espacial são 0º, 45º e 90º, pois no ângulo 0º temos a possibilidade de montar toda a linha inicial do corte, no ângulo de 90° graus temos o ponto mais alto do ângulo e o 45° é o ponto intermediário entre os dois. Uma vez localizado o ponto de partida, o ângulo pode ser encontrado em qualquer direção.

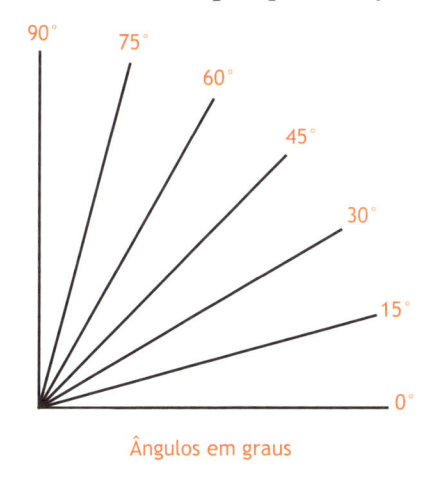

Ângulos em graus

Análise das formas geométricas aplicadas ao corte de cabelo

O trabalho do cabeleireiro depende, primeiramente, do cliente. É ele quem traz as características a serem analisadas e, a partir daí, realçadas ou disfarçadas a fim de valorizar a sua imagem. Para compreender e aplicar de forma técnica a análise do cliente, você verá, a seguir, uma introdução ao reconhecimento do rosto humano.

Pensando no assunto...

Como reconhecer os tipos de rostos?

Para identificar os tipos de rosto, o cabeleireiro deve observar o seu formato, centrando o olhar na percepção da altura e largura desse rosto. Ao visualizar, o profissional deve lembrar-se das figuras geométricas e atribuir a semelhança da figura que se aproxima à fisionomia. Para correção, transfere-se para o formato considerado por alguns como perfeito. Os cabelos serão utilizados para disfarçar as imperfeições com um bom corte. Há pontos que são relevantes e que precisam de atenção, como quando o cliente fala o que o incomoda: nariz grande ou pequeno, orelhas de abano – como são popularmente chamadas as orelhas afastadas da cabeça – ou o queixo proeminente. Ao distribuir mentalmente as linhas para medir as proporções do rosto em altura e largura, divida o rosto em três partes iguais na vertical e horizontal. Note que a desproporção surgirá. Será destacada e mostrada. O trabalho do cabeleireiro deverá ser o de disfarçar e melhorar visualmente, de forma a agradar os olhos. O que foi feito foi uma divisão do rosto em terços, proporção usada para as várias criações em que se deseja equilíbrio, harmonia e estética.

Um exemplo interessante de quanto a proporção em terços funciona é quando, ao repartir um cabelo para o lado, duas partes ficam para um lado e uma parte para o outro. Perceba que isto agrada visualmente.

A orientação de observar o cliente garante obter resultados satisfatórios na prática do cabeleireiro e equilibrar a fisionomia em terços. A repetição do que fazemos nos faz chegar à excelência.

Atenção!

Características como altura, largura e peso devem ser levadas em consideração. Por exemplo, as formas femininas apresentam mais curvas que as masculinas. De maneira geral, o mesmo acontece com as características faciais, que são únicas em cada ser humano. O objetivo do cabeleireiro é realçar a fisionomia, compensando e disfarçando o que incomoda, de maneira a dirigir o olhar das pessoas aos elementos relevantes do rosto.

Identificação da figura humana

Os traços fisionômicos de uma pessoa são singulares e mudam à medida que ela envelhece. São transformações que ocorrem gradualmente, desde a infância até a idade adulta, e implicam na <u>angulosidade</u> ou no arredondamento do rosto nas diferentes fases da vida.

O conhecimento desses detalhes permitirá ao cabeleireiro adaptar o melhor corte de cabelo para o cliente em qualquer momento de sua vida. O sucesso na criação de um bom corte requer visão e tato apurados para observar as características do cliente.

Para chegar a essa percepção, tem-se que usar as mãos para sentir o contorno da cabeça, determinar seu formato e, com isso, familiarizar-se com qualquer área especifica que necessite de compensação.

> **Fique sabendo**
>
> **Angulosidade:** refere-se à proporção encontrada no rosto humano, que se identifica por meio da semelhança encontrada entre seu formato e as figuras geométricas.

1. Quanto às características físicas

As características físicas que temos é o que chamamos de fenótipo, ou seja, são coisas que podemos mudar, por exemplo: a cor dos olhos (lente de contato), a cor e a estrutura dos cabelos (fino, grosso, médio, ondulado, liso ou cacheado), o formato do rosto (procedimentos estéticos, como cirurgia plástica), entre outras. A face humana é composta por diversos feixes musculares responsáveis pelas nossas expressões, como os sentimentos de tristeza e alegria. Essas expressões podem ser suavizadas se o conjunto que envolve a fisionomia estiver harmônico.

As orelhas costumam ser alvo de observações que nem sempre nos agradam. Dependendo do formato, a boca favorece o visual e pode fazer diferença na imagem. O nariz também precisa ser observado, assim como o pescoço, que complementa o rosto e pode ser alongado, se o corte for do tipo curto, ou disfarçado, caso seja mais comprido. O objetivo é que, ao final da experiência de corte de cabelo, o todo esteja em equilíbrio.

Sempre se ouviu dizer que o cabelo é a moldura do rosto. Portanto, ele deve ser usado para realçar o que cada pessoa tem de mais belo. Quando posicionamos a cabeça lateralmente, observamos o perfil humano. Nele se verá traços alongados, achatados ou arredondados. Em qualquer dos casos, o cabelo é um aliado.

Rosto

No rosto, encontramos as características próprias da pessoa e sua herança genética. Nele, captamos as emoções. E, assim como o artista tem a tela para expressar sua arte, o cabeleireiro tem o rosto para, por meio do corte de cabelo, valorizar os traços do cliente.

O perfil refere-se a uma característica visual de traços alongados, curtos ou curvados. Em conjunto, eles deverão trazer harmonia e estética. O mesmo acontece com o pescoço, que poderá ser realçado ou disfarçado de acordo com a proposta de imagem do cliente feita pelo cabeleireiro.

A forma facial inclui comprimento e largura do rosto, bem como qualquer característica curvilínea ou retilínea. A partir do estudo dos traços fisionômicos, das características e do desejo do cliente, esses elementos devem ser observados na proposta de corte.

Quanto à forma, o rosto pode ser:

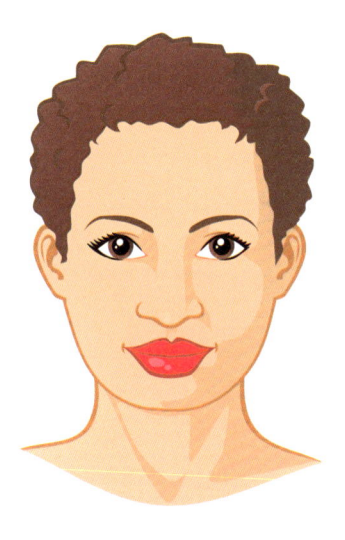

Redondo – Apresenta altura e largura iguais, sem ângulos. Esse tipo de rosto beneficia-se ao ganhar altura, seja pela franja lateral ou pelo volume no topo da cabeça. Cortes <u>assimétricos</u> também compensam o arredondado do rosto. Se o comprimento do pescoço for favorável, poderá ser utilizada largura abaixo da linha da mandíbula. Mas se o pescoço for curto, o melhor comprimento do cabelo é abaixo dos ombros.

Fique sabendo

Assimétrico: que não tem simetria; apresenta grande diferença, disparidade, discrepância.

Atenção!

Evite cortes com volume nas laterais. O ideal é que elas sejam desfiadas. Cortes muito curtos também não são indicados para o rosto redondo.

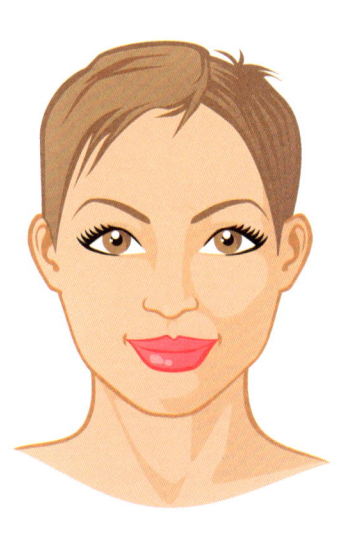

Oval – Entre todos os formatos, é o mais equilibrado. Por sua versatilidade, quase todos os estilos de cortes e de penteados podem ser aplicados. Franjas pesadas e topetes exagerados no alto da cabeça devem ser evitados.

Longo/retangular – Apresenta desproporção entre altura e largura, com a altura em mais evidência. Esta forma pode ser modificada se a largura for realçada, em especial na região do meio do rosto. São indicados cortes com volume nas laterais, evitando-os no topo da cabeça.

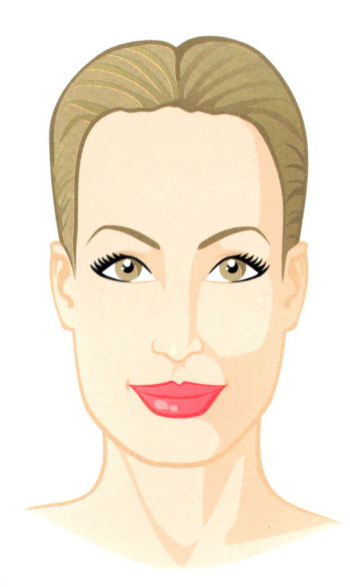

Dica!

Franjas podem ser usadas, uma vez que diminuirão a desproporção da altura, dando a impressão de rosto oval.

Triangular/periforme – O periforme apresenta testa estreita e queixo largo, enquanto o invertido é anguloso, com testa larga e queixo estreito. Indica-se adicionar volume na área da testa, para equilibrar as medidas e diminuir a largura próxima ao queixo.

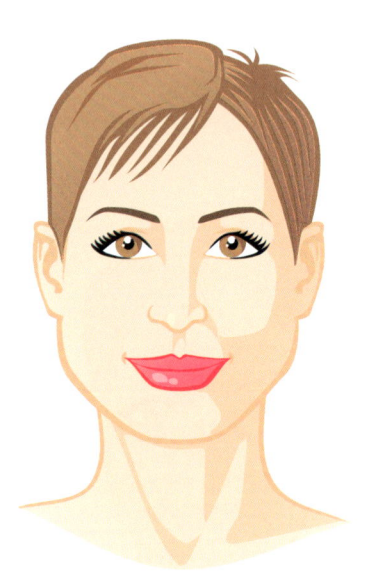

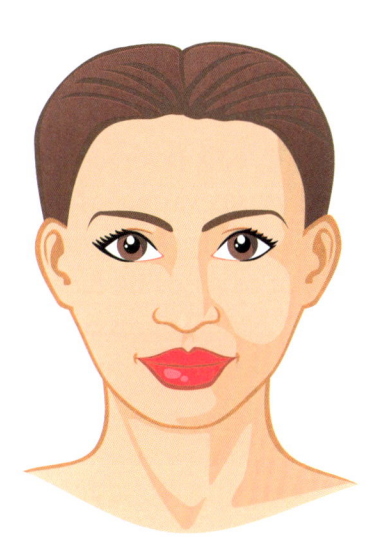

Triangular invertido – Os repicados por inteiro, com volume entre o queixo e o pescoço, e as pontas para fora são os cortes ideais. Franjas laterais ou com fios leves e repicados também são boas opções.

Atenção!

Para cortes com menos pontas e volume, o comprimento deve ser abaixo do ombro.

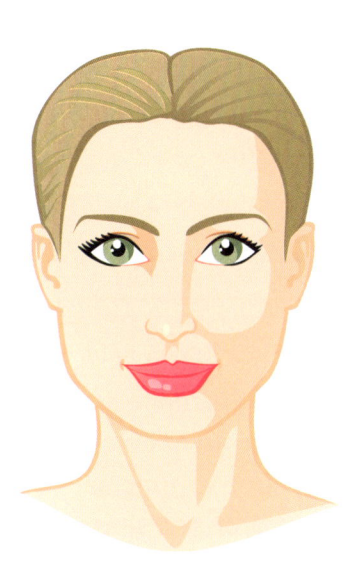

Quadrado – Neste caso, a largura da testa e do queixo é igual, formando ângulos retos. Cortes repicados, arredondados, em fio reto, franjas laterais ou em camadas irão minimizar a angulosidade do rosto.

Dica!

Para proporcionar leveza e descontração no visual, evite cortes na altura do queixo, bem como franjas retas.

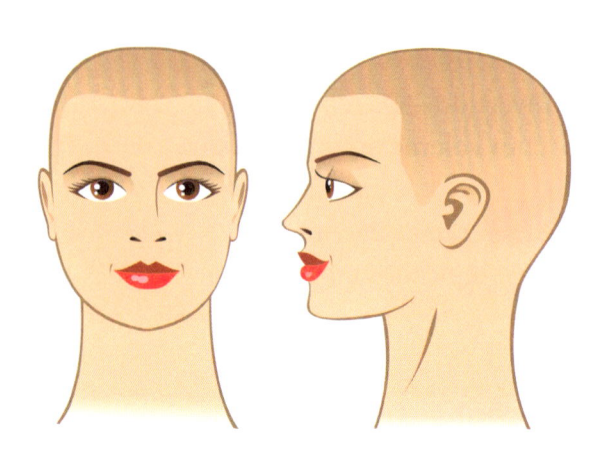

Perfil

Perfil reto – Para muitos profissionais da beleza, este perfil é o ideal, pois favorece a criação de diversas variações de cortes de cabelo. A pessoa com esse perfil tem os ossos da face em sincronia. Nada sobressai, já que os traços são harmoniosos.

> 🔍 **Fique sabendo**
>
> **Proeminente:** Que tende a se destacar, se sobressair.

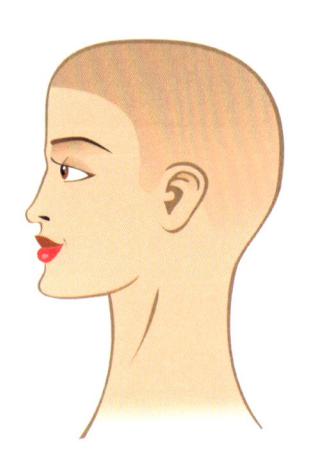

Perfil côncavo – Este perfil apresenta queixo proeminente. Uma franja suave para cima ajudará a disfarçar a característica. Para não ressaltar o côncavo, indica-se evitar volume na testa.

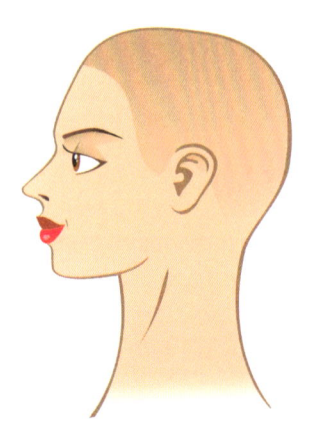

Perfil convexo – Neste caso, o nariz é proeminente e as áreas da testa e do queixo são retraídas. Maior volume na testa ajudará a criar a sensação de um perfil mais reto. Não desconsidere o pescoço e os ombros, eles são importantes para definir a estrutura do corte.

Pescoço

O pescoço pode ter diversos tipos de comprimento e largura e, para definir o corte de cabelo a ser executado, é necessário estar atento a essas características:

Pescoço Curto – Pode ser visualmente alongado de acordo com a altura escolhida para o corte de cabelo.

Pescoço Longo – Se for dado volume ao redor de um pescoço longo e fino, ele fica visualmente preenchido. Porém, se o cliente desejar ressaltar essa característica, os curtos são uma boa opção.

Atenção!

Corpos pequenos e mais baixos podem parecer sufocados por cabelos muito longos. O oposto se aplica às pessoas altas, que são favorecidas pelo comprimento.

Ombros

Deve-se dar especial atenção à largura dos ombros e à sua forma.

Ombros estreitos – podem ser visualmente disfarçados com o preenchimento dos cabelos de comprimento não muito longo. Eles dão o efeito visual de ombros mais largos.

Ombros largos – o corte de cabelo mais longo pode ajudar a "estreitar" os ombros largos.

Cabe ao cabeleireiro observar todos os aspectos do cliente a fim de ajudá-lo a decidir pelo corte de cabelo mais adequado, aquele que favoreça sua imagem.

2. Quanto aos aspectos psicológicos

Antes de propor a construção de uma imagem por meio do corte, é importante analisar o biotipo do cliente, considerando o formato de rosto, o perfil, a personalidade, o gosto pessoal, a profissão, a cor de pele, a textura do fio de cabelo, bem como a qualidade da estrutura capilar. Só assim é possível fazer uma proposta observando as tendências da moda.

3. Quanto aos aspectos biológicos

Para que possamos entender os aspectos biológicos, temos que ver a definição de genética encontrada no dicionário Aurélio: é a ciência dos genes, da hereditariedade e da variação dos organismos. É por meio dos genes que são transmitidas as características biológicas de geração para geração. Os genes que carregamos revelam o tipo de cabelo de cada pessoa. A partir da herança genética, que contém o cruzamento das informações de nossos genitores, temos três possibilidades: ondulado, liso e crespo.

Por exemplo, se usarmos a letra L para simbolizar o gene do cabelo liso e C para cabelo crespo, teremos um modelo de herança genética como o seguinte:

Genótipos	Fenótipos
LL	Cabelos lisos
LC	Cabelos ondulados
CC	Cabelos crespos

> **Fique sabendo**
>
> **Biotipo:** Segundo o dicionário Aurélio, vocábulo que designa o aspecto do indivíduo segundo sua compleição física e suas características genéticas.

Você sabia?

> Quando falamos de genótipo, estamos falando do código de barras, da constituição gênica de uma pessoa. O genótipo dificilmente é alterado, apenas em casos de mutação, mas é muito pouco frequente em uma população. O genótipo de um indivíduo é formado pelo conjunto de genes maternos e paternos.
>
> O fenótipo é o conjunto de características físicas, morfológicas e fisiológicas de um organismo. O fenótipo é a expressão do genótipo: as proteínas que o genótipo codifica determinam as características fenotípicas.
>
> http://www.infoescola.com/genetica/fenotipo/

Forma dos fios

O fio do cabelo, uma estrutura morta formada quase que na sua totalidade pela proteína queratina, é produzido no folículo piloso que está localizado na derme. Sua estrutura é formada por:

- **Haste pilosa** - Formada por proteína queratina morta. É o que chamamos de fios;
- **Folículo piloso** - Nós, os humanos, nascemos com aproximadamente 5 milhões de folículos e, após o nascimento, não são produzidos folículos novos.

O grau de ondulação dos cabelos ou o seu formato é um fator muito importante e sempre tem que ser observado no ato do corte. Segundo a classificação de ondulação do setor de Pesquisa & Inovação do Grupo L'Oreal, onde as ondulações são descritas de modo quantitativo, ele vai de I a VIII com a ondulação aumentando direto com o número.

A classificação principal para o corte está apresentada em apenas três: lisos, ondulados e crespos – redondos, achatados e ovais, respectivamente (o oval tem esta forma por ter sido comprimido no bulbo, em nível celular). Essas diferentes formas do fio de cabelo são determinadas pela herança genética de cada indivíduo. A cor dos cabelos é oriunda da melanina que é produzida pelos melanossomas na papila dérmica por meio de processos bioquímicos e está localizada no córtex.

Os cabelos asiáticos, por exemplo, são conhecidos como mongólicos ou lisótricos pela forma redonda. Os cabelos europeus são chamados de caucasianos por terem forma oval. Já os cabelos africanos são conhecidos como negróides ou ulótricos por terem formato achatado.

O crescimento dos cabelos acontece por meio de um processo fisiológico e não é um processo contínuo. As etnias, assim como as patologias e os medicamentos, podem influenciar no ritmo do crescimento dos fios. Nos cabelos asiáticos, o crescimento é de 1,3 cm/mês. Nos europeus, 1 cm/mês. E no caso africano, o crescimento é de 0,9 cm/mês - o mais lento.

É interessante acrescentar que também existem outros fatores que podem definir o crescimento ou não dos fios de cabelo, eles são:

- **Fatores Hormonais** - Os hormônios controlam o desenvolvimento humano, por isso eles podem modificar o crescimento capilar tornando-o reduzido na puberdade, durante a gestação, na menopausa e na terceira idade.
- **Fatores Nutricionais** - Quando acontece uma carência de gorduras insaturadas, vitaminas e proteínas pode acontecer alterações no ciclo de vida levando assim ao surgimento de uma miniaturização do pelo ou a uma alopécia.
- **Fatores Psicológicos** - A perda total ou parcial dos fios pode ser desencadeada por uma situação de estresse intenso ou por transtornos emocionais.

Linha e padrão de crescimento do cabelo

Para o corte, é necessário observar a linha de crescimento do cabelo, seja masculino, seja feminino. Esteja atento a áreas espaçadas do couro cabeludo, à altura do nascimento dos fios na nuca e na parte frontal, bem como ao movimento de direção do crescimento. A relação com o rosto e o pescoço também é importante.

Atenção!

Quanto às linhas de corte, vale ressaltar que a do tipo quadrada ou retilínea na nuca criará um efeito masculino, enquanto as linhas arredondadas, as chamadas curvilíneas, são mais suaves e femininas.

Comece analisando o padrão e a direção de crescimento do cabelo. Isso pode influenciar na linha de corte. Um cabelo muito liso, com crescimento contrário à linha de nascimento, se cortado muito curto, pode levantar ou "arrepiar". Divisões naturais podem interferir nas proporções gerais e na simetria do corte.

Para cortes de cabelos muito curtos, é necessário trabalhar contra os padrões de crescimento dos fios. Já para evidenciar, a técnica deve ser utilizada em cabelos secos, que ajudam na visualização desses padrões.

Densidade do cabelo

A densidade do cabelo refere-se à quantidade de fios ou a quantidade de unidades foliculares preenchidas por cm^2. Esse conhecimento ajuda a determinar quanto de peso ou de expansão pode ser colocado no corte de cabelo. Uma pessoa com pouca densidade capilar requer que se crie o máximo volume, enquanto que os cabelos mais densos precisam ser suavizados por meio do corte em camadas, tirando ou dando textura (desfiando ou perfilando).

Análise da fisionomia

Os formatos dos rostos têm semelhanças com as figuras geométricas. Eles são formados por linhas que transmitem uma mensagem por meio da imagem. Segundo Philip Hallawel, em seu livro *Visagismo – Harmonia e estética*, existem quatro tipos de linhas que geram o formato geométrico básico:

1. Linhas Verticais

Transmitem força, controle, descontração, liderança, autoconfiança, sensualidade e têm relação com o intelecto.

2. Linhas Horizontais

Expressam poder e segurança, intimidação. Lembram a linha do horizonte como algo imutável e estabelecido, trazendo segurança e conforto.

O quadrado

Assim como o retângulo, o quadrado é a mistura das linhas verticais e horizontais. Por essa razão, qualquer imagem que você vir com esses formatos – seja no corte de cabelo, no tipo de rosto ou de roupa – vai transmitir força, poder, segurança, frieza e remeter ao intelecto.

Ele cria uma sensação de resistência às mudanças. Ligado ao masculino, essa forma geométrica transmite autoridade, liderança e controle. Simboliza, ainda, intimidação e pensamento racional.

3. Linhas Inclinadas

Transmitem dinamismo e dramaticidade. Numa única direção, os movimentos dessas linhas dão a impressão de instabilidade e insegurança. Quando jogadas para a frente, porém, as linhas inclinadas nos ligam à sexualidade masculina, ao ataque e à agressão.

Jogadas em várias direções, criam uma imagem agitada, geralmente usada para chamar a atenção do espectador. Se usadas para cima, dão sensação de leveza. Se forem direcionadas para baixo, criam peso no visual. Quando estão voltadas para fora, mostram uma pessoa extrovertida e dinâmica.

O triângulo

Os ângulos do triângulo são formados por linhas inclinadas. A base horizontal é responsável pela estabilidade, enquanto as laterais transmitem dinamismo. Quando se cria um cabelo com este formato, com as laterais voltadas para baixo, o resultado é uma imagem pesada e sem movimento.

O triângulo invertido

Simboliza o perigo, cria uma imagem insegura e instável. Mas, se a linha for inclinada a partir da nuca, expressa energia e leveza.

4. Linhas Curvas

São várias as linhas curvas, mas todas emotivas e suaves: onduladas, em forma de arcos, fechadas, entranhadas e interrompidas. Quando longas e onduladas, transmitem calma, paz, sensualidade e romantismo. São linhas que abraçam e demonstram feminilidade. Os arcos criam elegância.

As curvas fechadas, como os cachos, passam uma imagem conturbada, em especial quando estão entranhadas. Entrelaçadas, porém, são lúdicas e infantis. As linhas curvas interrompidas ou quebradas são lúdicas e festivas. É, por isso, que algumas mulheres não gostam desse cabelo quando chegam à idade adulta, por exemplo.

A noção da anatomia ajuda a realizar um corte de cabelo com qualidade e segurança. Observar o comprimento do cabelo, os traços do rosto, a cabeça e o corpo da pessoa facilita a percepção de onde compensar ou realçar alguns aspectos.

Atividade

Aplique os conhecimentos construídos ao longo desta unidade nas sugestões de atividades que se seguem. Bom trabalho!

1. Você estudou que a forma dos fios de cabelo se diferenciam de pessoa para pessoa. Quais os fatores que contribuem para essa diferenciação?

2. Que relação existe entre o conhecimento das formas geométricas e sua aplicação ao corte dos cabelos?

3. O rosto é composto de altura e largura. Para encontrar a proporção ideal e disfarçar as desproporções, como devemos medi-lo?

COLEÇÃO BELEZA

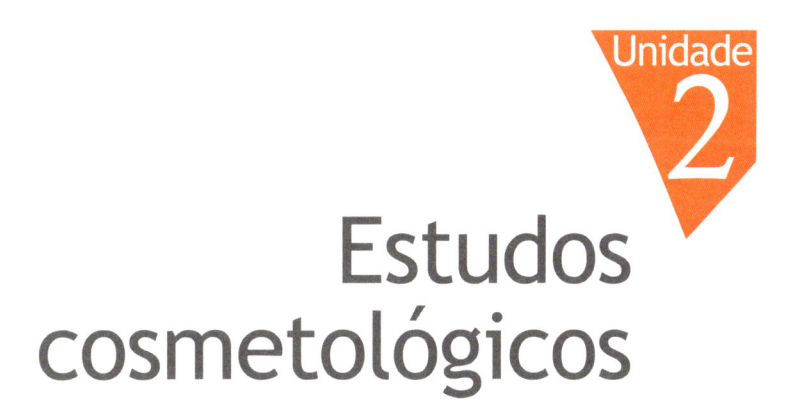

Unidade
2

Estudos cosmetológicos

Nesta unidade, você irá desenvolver as seguintes competências:
- Conhecer a composição dos produtos, veículos, bases químicas e princípios ativos;
- Identificar as principais substâncias da cosmetologia;
- Distinguir tipos de xampu, condicionador, reparador de pontas, finalizador e spray.

Introdução

Pode não parecer, mas ter noção de cosmetologia é muito importante na hora do corte de cabelo. Afinal, é o cabeleireiro que, antes do procedimento, aplica formulações químicas no couro cabeludo e nos cabelos dos clientes, preparando-os para a tesoura. Saber quais são os produtos mais adequados para cada tipo de cabelo, conhecer as melhores opções entre as que o mercado oferece, a composição química e de que forma os produtos agirão nos fios dá segurança ao profissional. Além disso, com esse conhecimento, será possível também orientar o cliente sobre como manter os efeitos do corte no dia a dia.

Pensando no assunto...

Que tipo de xampu e de condicionador você usa? Qual a fórmula desses produtos? Será que são os mais adequados?

Produtos

Os cosméticos que são usados para a realização da limpeza, hidratação, finalização e outros procedimentos nos cabelos podem ter um efeito diferente de acordo com a forma do uso e as características do fio.

Segundo Annette Schwan-Janczyle, da Wella, temos que analisar as propriedades relevantes para a obtenção de um bom resultado do uso do cosmético no fio de cabelo, que são: diâmetro do fio, porosidade, densidade e elasticidade.

Veja a tabela que mostra o resultado de alguns testes feitos pelo Centro de Pesquisas da Wella.

PROPRIEDADES DO COURO CABELUDO HUMANO RELEVANTES PARA A COSMETOLOGIA		
Propriedades	No ar (em temperatura ambiente)	Na água ou em vapor de água saturada
Diâmetro significativo (mais frequente)	70 µm	-
Densidade	1,32 g/cm3	-
Densidade Linear	Um fio de 15 cm pesa aproximadamente 1 mg	
Água (capacidade de armazenamento) [em % de seu próprio peso]	12 -15 %	30 %
Nível de absorção de água	5 – 7 %	14 % do diâmetro
Maleabilidade	50%	90%
Limite de total recuperação após esticado	-	> 30 %
Resistência térmica	280° C	140° C

O mercado oferece inúmeras opções de produtos para lavar, condicionar e finalizar a limpeza e o embelezamento dos cabelos. Os mais comuns são o xampu, o condicionador, o reparador de pontas e o spray.

Você sabia?

A cosmetologia é a ciência que estuda as fórmulas que compõem os produtos cosméticos. É por meio dela, com o desenvolvimento de pesquisa e produção, que se chega aos produtos vendidos pela chamada indústria cosmética. No Brasil, é a Agência Nacional de Vigilância Sanitária (Anvisa) que regula e fiscaliza essas empresas para que entreguem ao consumidor produtos de qualidade.

Potencial de Hidrogênio

O potencial hidrogeniônico ou pH, como é mais conhecido, é um índice que indica a acidez, neutralidade ou alcalinidade (base) das substâncias.

Os produtos cosméticos, incluindo os capilares, como xampu, condicionador, máscaras hidratantes e outros, podem ser caracterizados pelo seu valor de pH. Os produtos têm o pH determinado pela concentração de íons de Hidrogênio (H^+). O pH normal do couro cabeludo (cabelo) humano está em torno de 4,5 a 5,5, ou seja, ligeiramente ácido. É através do pH ácido que é formado o manto ácido do couro cabeludo, que tem como função impedir a proliferação de microrganismos, evitando assim possíveis irritações.

O pH está presente em produtos químicos, no suor, no sangue, na saliva e também nos cabelos. Sua escala varia de 0 a 14. Sendo de 0 a 6,9, ácido; 7, neutro, e de 7,1 a 14, alcalino.

Para a lavagem, é importante conhecer bem os produtos, considerando o seu pH, para escolher o xampu adequado a cada tipo de cabelo. Se os fios estiverem ásperos e ressecados (porosos), a melhor opção será um xampu com pH ácido. Se for um cabelo oleoso, usa-se xampu alcalino. Para os cabelos finos e sensíveis, xampu neutro é o mais indicado. Dentro da escala de pH, os cabelos hidratados estão classificados como ácidos, entre 4,5 e 5,5. Somente o dos bebês é neutro, ou seja, os cabelos têm pH 7.

É comum os cabelos quimicamente tratados, que têm pH acima de 7,1, precisarem de xampu ácido. Porém, para os lavatórios de salão de beleza, o xampu utilizado é aquele que se adeque a qualquer tipo de cabelo. Para completar a lavagem, usar o condicionador com pH ácido, já que a função do xampu é abrir as cutículas do cabelo, enquanto a do condicionador é fechá-las, devolvendo a maciez e o brilho dos fios.

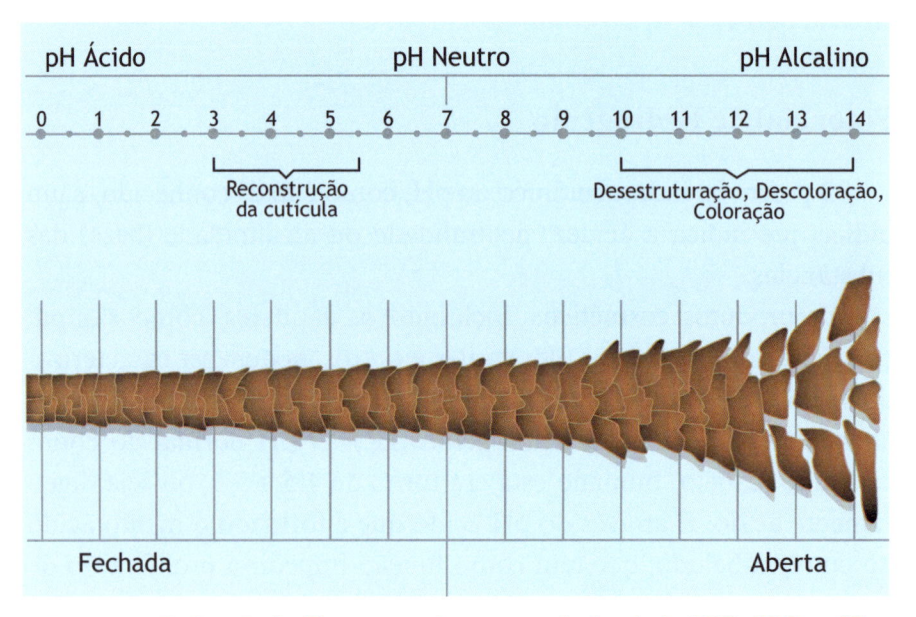

Representação da ação de diferentes produtos em um fio de cabelo (MOTA, 2012, p. 27)

Xampu

Todos os tipos de cabelo precisam do xampu para a limpeza, sejam eles normais, secos, mistos, oleosos ou tratados quimicamente (coloridos e/ou alisados). É esse produto que retira do couro cabeludo e dos fios a oleosidade e os resíduos, como a poeira e as células mortas. Para isso, os chamados tensoativos, substâncias que compõem o xampu, grudam na sujeira que é levada pela água.

As fórmulas de xampu têm um tensoativo principal, responsável pela limpeza, mas existem outras substâncias importantes. Os cotensoativos, os estabilizantes da espuma, os opacificantes/perolizantes, os espessantes, os condicionantes, os sobre-engordurantes, os sequestrantes, os corantes e os conservantes são alguns exemplos.

Os xampus devem ser capazes de deixar os cabelos soltos, leves, brilhantes e fáceis de pentear, além de manter os fios disciplinados e não modificar o pH do couro cabeludo.

> **Fique sabendo**
>
> **Tensoativos:** substâncias que diminuem a tensão superficial ou influenciam a superfície de contato entre dois líquidos. São feitos de moléculas em que uma das metades é solúvel em água e a outra, não.

Principais componentes do xampu

Ingrediente	Função
Água	Diluente
Lauril sulfato de sódio, lauril éter sulfato de amônia, sulfato TEA	Surfactantes primários: um tipo de tensoativo. Detergente
Cocoamidopropil betaína, lauril poliglicose, sulfosuccinato isetionato, hidroxi-sultaína sarcosinato	Surfactantes secundários
Cocamide DEA, lauramide DEA	Estabilizantes de espuma
Cloreto de sódio, cloreto de amônia	Formadores de viscosidade
Diestearato de glicol	Agente perolizante/opacificante
Hidroxietil celulose, goma arábica, acácia alginato de sódio, carragenina, quitina, guar, xantana, vegum, carbopol 940, silicatos, PEG	Espassantes/estabilizantes
Metilparabeno, propilparabeno, metilisotiazolinona	Conservantes
EDTA, citrato de sódio, fosfato trissódico	Sequestrantes/quelantes
Piritionato de zinco, ácido salicílico, enxofre, alcatrão de hulha, mentol	Anticaspa

Condicionador

Um bom condicionador é essencial. Usado para desembaraçar os cabelos, ele deixa o pentear mais fácil, mas não só isso. Como seu pH é ácido, ele ajuda a equilibrar o pH dos cabelos (deixando entre 4 e 5), que ficaram ásperos, com a cutícula aberta, após o uso do xampu.

Além disso, o condicionador dá brilho, ativa a oleosidade natural do cabelo, pois tem ação de agente engordurante a fim de suprir a ausência de gordura retirada pelo xampu, protege contra agressões térmicas, químicas e até dos raios ultravioleta que vêm junto com o sol. Esse produto ainda ajuda a controlar o volume dos fios, equilibrando a eletricidade estática que ficou após a lavagem, dando aparência de hidratado.

Principais componentes do condicionador	
Ingrediente	Função
Álcool metílico, álcool isopropílico, álcool etílico	Alcoóis graxos
Amodimeticona, ciclometicona, dimeticona	Silicones
PCA de sódio, lactato de sódio, glicerina	Umectantes
Lanolina, óleo mineral, colesterol	Hidratante

Você sabia?

A eletricidade estática é um fenômeno natural que acomete os cabelos quando o ar está mais seco. Quando a umidade do ar está mais elevada, é difícil ver os fios ficarem "arrepiados" em linha reta. Além disso, o uso incorreto de determinados instrumentos, como pente, secador, prancha, enfim, tudo que seja condutor de energia, pode desencadear esse estado dos cabelos com mais frequência.

Ativos condicionantes

Entre os ativos condicionantes presentes no xampu e no condicionador, os mais comuns são as ceramidas, as proteínas, os silicones, os quaterniuns, os polyquaterniuns, as vitaminas, os peptídeos e os aminoácidos. As proteínas são moléculas grandes formadas por aminoácidos. Quando quebradas, elas geram as chamadas proteínas hidrolizadas e os peptídeos.

Existem ativos na cosmética capilar que são muito importantes porque suavizam possíveis irritações na pele e nos olhos, causadas pelos tensoativos dos produtos, e protegem contra a alcalinidade e a oxidação dos fios, melhorando a aparência, dando maior elasticidade e textura.

Spray

Outro tipo de finalizador, o spray mais comum é o do tipo fixador, que facilita o acabamento de penteados e modelagens de escova, além de reduzir a eletricidade estática dos fios. Aplicado junto à raiz, consegue-se volume. O spray deve ser utilizado em toda a extensão do cabelo, a uma distância aproximada de 20 cm a 30 cm.

Você sabia?

O que hoje denominamos spray fixador era, nos anos 1960, chamado de laquê. Mas, duas décadas antes, os produtos químicos (ou polímeros) que compunham o laquê eram chamados de resina porque surgiram a partir de uma substância semelhante à goma laca. Esse produto segura o cabelo porque cria camadas de película pegajosa quando os fios secam.

Reparador de Pontas

Um dos itens mais importantes para o cuidado com o cabelo, o reparador nada mais é que uma combinação de silicones (ciclometicone e dimeticonol). Incorporado a ativos como ceramidas, vitaminas e polímeros, ele age na superfície do fio.

E, se não consegue refazer as pontas quebradas dos cabelos, o reparador pelo menos maquia esse fio, unindo a cutícula ao máximo, com a ajuda de formadores de filme capilar, como os polyquaterniuns e os silicones presentes em sua fórmula.

Leave-in

Do inglês, o termo significa "deixar em". Leave-in é um tipo de finalizador usado no cabelo ainda úmido. É um produto de textura leve, sem enxágue, que tem como função ajudar na escova, desembaraçando os cabelos, além de hidratar e proteger de agressões externas, como poeira, vento e sol. Outra finalidade desse produto é ajudar a dar ou tirar o volume, além de modelar cachos. Ele deve ser aplicado diretamente nas pontas dos cabelos.

Defrizante

O princípio ativo desse produto aparece com o calor (em chapinhas, secadores ou babyliss). Aquecido, ele forma uma película nos fios, protegendo-os dos danos causados pela alta temperatura.

Pomada

Finalizador de fórmula espessa que texturiza mechas. Ajuda a retirar o eriçado e o excesso de volume dos cabelos. Além disso, dá brilho, protege de agressões externas, prolonga o efeito liso das escovas e chapinhas. Mais oleosa que a cera, a pomada deve ser usada em pouca quantidade para não dar um aspecto pesado aos fios.

Musse (mousse)

Tipo de finalizador em emulsão, como óleo em água, que, colocado em lata de aerossol com gás de baixa pressão, tem a forma de espuma. Controla os fios rebeldes e modela cachos amassados com as mãos, conferindo aos cabelos um aspecto natural. Aplicado no cabelo úmido, da raiz às pontas, ajuda a segurar a escova.

Gloss

Com fixação suave a partir de substâncias oleosas ou de silicones, esse finalizador também reduz o volume e evita o efeito eriçado nos cabelos. Dá brilho.

Spray de brilho

De fórmula oleosa, esse produto conta com alta tecnologia para proteger os cabelos do famoso e indesejado frizz, além de dar brilho, ajudando a hidratar e nutrir os fios.

Pensando no assunto...

Existe alguma relação entre o que acontece no nosso organismo e o que refletimos em nossa aparência?

Como manter a saúde dos fios

Por mais que existam produtos que ajudem a manter a saúde dos fios, dando a eles o aspecto de beleza, há um cuidado anterior que garante esse resultado, afinal, tudo começa de dentro para fora. Isso significa que é preciso estar saudável para o organismo funcionar e refletir beleza nos cabelos, nas unhas e na pele. A primeira atitude é apostar em alimentos saudáveis, de preferência, frescos.

Os alimentos pobres em nutrientes, normalmente, possuem gordura e conservantes em grande quantidade, o que prejudica o trato gastrointestinal, diminuindo a quantidade de bactérias benéficas e aumentando a de bactérias maléficas. Essas impedem ou diminuem a capacidade de absorção dos nutrientes, fazendo com que não cheguem aos fios. Por isso, para ter cabelos com saúde, é preciso pensar no corpo como um todo.

Consumir proteínas encontradas em peixes, leite e derivados, além de ovos e carnes, também ajuda muito. Dessa forma, os fios ficam mais hidratados e o crescimento é estimulado. Sucos verdes são ricos em ferro, vitaminas e minerais. Todos esses elementos juntos ajudam a manter os cabelos fortes e brilhantes. Outra dica é a ingestão de leguminosas, queijos brancos, que têm pouco teor de sódio, e iogurtes, que ajudam no trato intestinal.

Cabelos bonitos, saudáveis, brilhantes e sedosos estão associados à saúde do organismo. Quando algo não vai bem por dentro, a queda dos cabelos, o ressecamento, a oleosidade excessiva e o enfraquecimento do fio denunciam.

Atenção!

Fique atento à linguagem dos cabelos. Mude os hábitos, melhore a alimentação e, se for o caso, investigue as razões do problema com um médico!

Se o cliente apresenta algum problema de ordem patológica no couro cabeludo, antes de realizar qualquer tratamento ou serviço capilar, o cabeleireiro deve orientá-lo a consultar um médico, de preferência, um dermatologista tricologista, especializado na saúde dos cabelos e pelos. O profissional do cabelo não tem competência para diagnosticar e tratar problemas de saúde, mesmo que relacionados aos fios.

Atividade

Aplique os conhecimentos adquiridos ao longo desta unidade nos exercícios que seguem. Bom trabalho!

1. Cosmetologia é a área da ciência responsável por estudar, desenvolver e elaborar produtos cosméticos para embelezamento e tratamento de rosto, corpo, unhas e cabelos. Os especialistas na aplicação desses produtos são os cabeleireiros, esteticistas, as manicures, entre outros. Como cabeleireiro, qual deve ser nosso empenho nesse estudo? Qual a importância de conhecer os produtos que utilizamos?

2. O xampu é um produto formulado para higienização do cabelo e couro cabeludo. É utilizado frequentemente, seja em domicílio ou em salão de beleza. Qual a formulação de um xampu? Como reconhecer os componentes e suas utilidades na fórmula desse produto?

3. Ao contrário do xampu, que higieniza o cabelo e o couro cabeludo, o condicionador tem como função devolver ao fio capilar maciez e brilho, além de facilitar o pentear. Entre os componentes de sua formulação, qual ou quais são os principais responsáveis por essa ação?

4. O potencial de hidrogênio (pH) refere-se a um índice de acidez, de neutralidade ou de alcalinidade de um meio qualquer. Está presente, por exemplo, em produtos químicos, no suor, no sangue, na saliva e também nos cabelos. Faça uma pesquisa aprofundando seus conhecimentos sobre o pH.

5. Relacione os produtos utilizados para a prática de lavagem e modelagem dos cabelos e liste a formulação química de cada um. Utilize, para esse levantamento, marcas diferentes e observe o que é comum ou não entre elas.

COLEÇÃO BELEZA

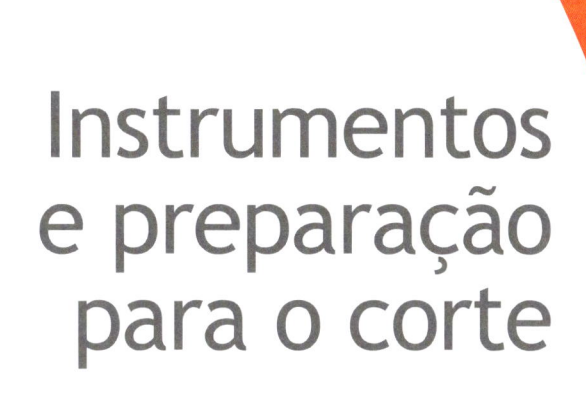

Unidade 3

Instrumentos e preparação para o corte

Nesta unidade, você estudará para desenvolver as seguintes competências:
▶ Conhecer os equipamentos e materiais utilizados no corte de cabelo;
▶ Conhecer as técnicas de corte por meio de linhas, ângulos e graus;
▶ Realizar as divisões de corte com precisão e agilidade.

Introdução

Passado o processo de análise do cliente e de higienização de seu cabelo, é chegada a hora do corte. Para muita gente, o grande momento de uma visita ao cabeleireiro. E o profissional deve considerar e valorizar isso. Para o cliente, cortar o cabelo pode ser mais que um procedimento de rotina. Muitos iniciam grandes mudanças na vida pelo corte de cabelo. Há quem esteja com a autoestima baixa e queira, com um novo arranjo dos fios, se sentir melhor. E tem quem precise procurar um cabeleireiro por motivos de saúde.

Fato é que deixar o cabelo bonito, com os fios bem cuidados, brilhantes, sedosos e com o movimento desejado, faz toda diferença. É, também, uma forma de nosso organismo dizer que está tudo bem, que ele está saudável. Claro que a saúde capilar é um trabalho preventivo, exige cuidados diários com produtos adequados, mas o corte... Ah, é na hora do corte que tudo começa a se transformar – não só o cabelo.

A preparação

Antes de realizar o corte e a escovação dos cabelos, é necessário conhecer e utilizar corretamente os instrumentos e produtos. Mas até que se chegue lá, o cliente precisa ser preparado.

Esse processo começa quando a toalha é colocada sobre os ombros de quem o cabelo será cortado, para proteger da água e dos produtos usados durante a lavagem dos fios. A capa plástica, que vem em seguida, evita que o cliente fique cheio de pelos pela roupa e pelo corpo. Junto com o espanador de pelo, usado ao fim do corte, esse é um item essencial para o conforto de quem está passando pela experiência de cortar o cabelo.

O desembaraçar dos fios com um pente adequado para a divisão do cabelo, conforme o corte escolhido, é outra etapa muito importante. Seguida dela vem a escolha pelo melhor instrumento de corte: a tesoura ou a navalha. Em alguns casos, o indicado será usar os dois equipamentos. Veja a seguir os materiais mais utilizados no corte e na modelagem com escova.

A tesoura

Existem inúmeros tipos de tesoura. De diferentes estilos e comprimentos, para funções diferenciadas, de materiais que vão desde a porcelana ao cobalto com aço. Esse instrumento símbolo do cabeleireiro é composto por uma lâmina fixa, controlada pelo anel do dedo anelar, e por uma móvel, controlada pelo anel do polegar. As duas são unidas por um parafuso central.

Para adquirir uma boa tesoura, deve-se estar atento à questão anatômica. Existem tesouras de 5, 5.5, 6, 6.5 e 7 polegadas. A maneira mais correta de escolher a sua tesoura é, ao segurá-la, simular os movimentos de corte. Caso a ferramenta seja maior ou menor do que sua mão, tem algo errado e o desconforto imediato que o profissional sente denuncia isso.

Outra dica na hora da compra é observar que tesouras maiores são usadas para definir comprimento, enquanto as menores servem para estilização e corte de franja. E lembre-se: a tesoura pode durar muito tempo, se bem cuidada, evitando deixá-la cair ou ficar aberta e sem proteção.

A higienização desse instrumento deve ser feita sempre após o corte, retirando os fios que se prenderam às lâminas. Quando o movimento dela estiver pesado, lubrifique com uma gotinha de óleo no cravo que segura as lâminas.

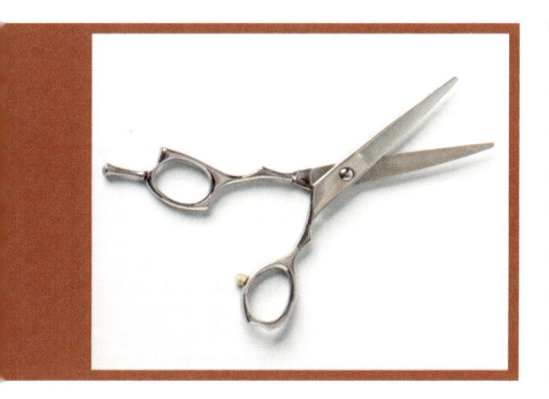

Tesoura de fio reto (a laser)

Corta de forma limpa e sem pontas. Pode ser utilizada em várias direções enquanto realiza o corte, facilitando esculpir mechas de cabelo com sutileza. Ferramenta em aço inox, com uma parte cortante e uma ou duas lâminas com microsserrilhas, recebeu esse nome porque dá um resultado extremamente preciso, como um laser. Durante a execução do corte, posicionada na mão, ela tem um lado fixo e o outro móvel. Isso dá a precisão porque, ao prender a mecha, ela impede que o cabelo "escorregue". É ótima para cortes retos e feitos com a técnica do pente livre.

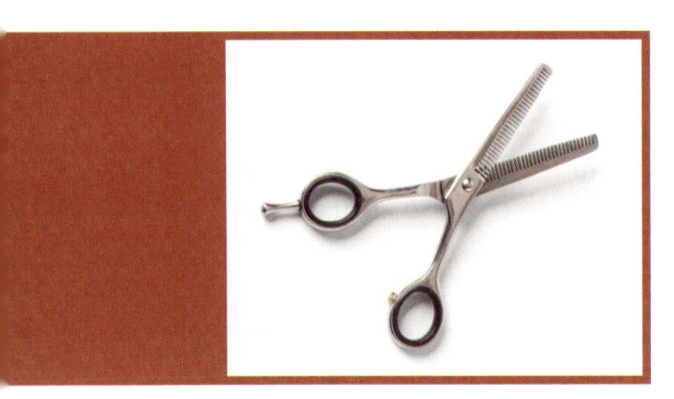

Tesoura dentada

Vai de encontro ao corte dos fios, com espaçamento de acordo com a forma dentada, resultando em fios longos e curtos. Diminui o volume dos cabelos e faz o acabamento do corte, retirando o peso dos fios. Pode ser usada em trabalhos masculinos e femininos, embora com técnicas diferentes. As mais dentadas devem ser empregadas nos cortes dos homens, já as de menos dentes são recomendadas para as mulheres. Quanto maior o número de dentes da tesoura, mais cabelo será cortado e mais bem distribuído ele ficará.

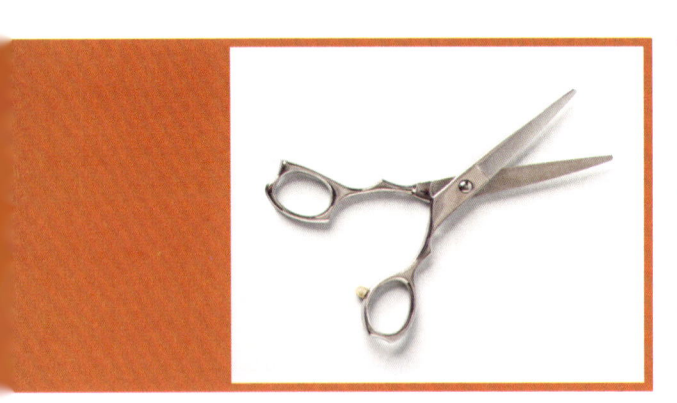

Tesoura fio navalha

Muito mais afiada que as outras, sendo perfeita para desfiar os cabelos e fazer repicados com pontas assimétricas. Não é indicada para estilizar cortes retos porque as lâminas funcionam como duas navalhas.

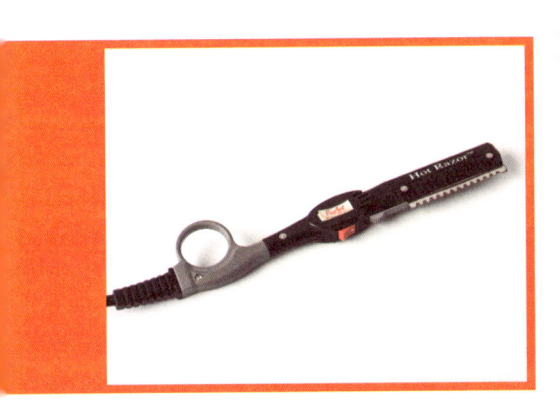

Navalha

Instrumento de corte que tem como finalidade dar certo afinamento ao fim de cada mecha. Com a navalha, você terá leveza no corte, além de linhas suaves e difusas, que podem ser feitas na parte superior ou inferior da mecha, dependendo do design que se deseje. De fácil adaptação a qualquer tamanho de mão. Apresenta ótimo acabamento e é perfeita para texturização. A regulagem de pentes é excelente para retirar mais ou menos cabelo. O cabo ergonômico dá apoio ao dedo. Não requer esterilização, basta trocar a lâmina a cada uso.

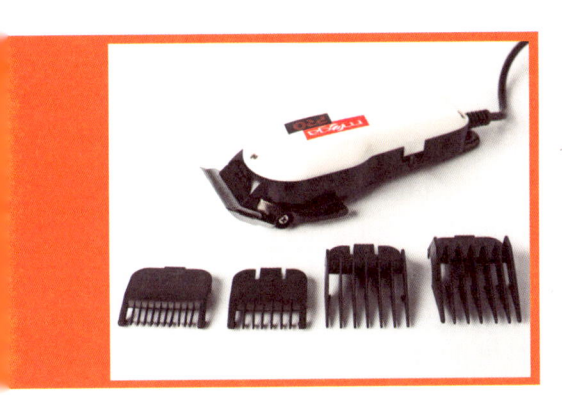

Máquina de corte

Com esse equipamento elétrico, é possível cortar o cabelo com precisão e rapidez. Além da máquina em si, há um kit de pentes com diferentes numerações, usados para graduar o cabelo na execução do corte.

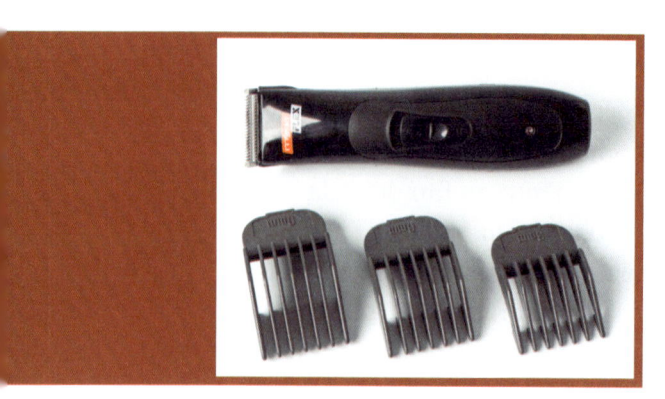

Máquina para acabamento

Como o nome já diz, é a mesma máquina elétrica só que usada para realizar a finalização do corte de cabelo.

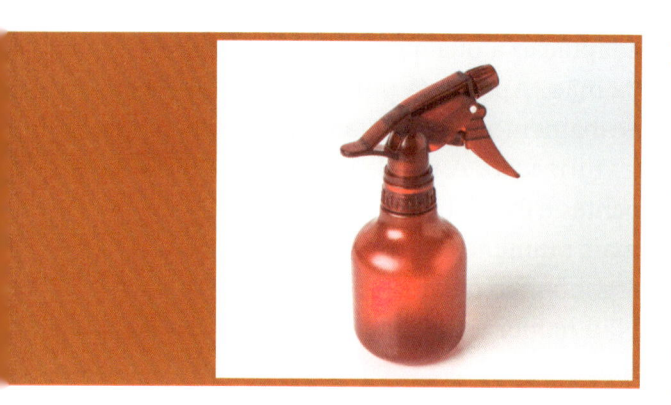

Borrifador

Além de tesoura, pente ou máquina, o corte de cabelo requer outros instrumentos essenciais. Um deles é o borrifador, que armazena água e serve para molhar qualquer superfície. No corte, ele ajuda a repor a água dos cabelos, lubrificando os fios e tornando-os mais macios para receber o procedimento.

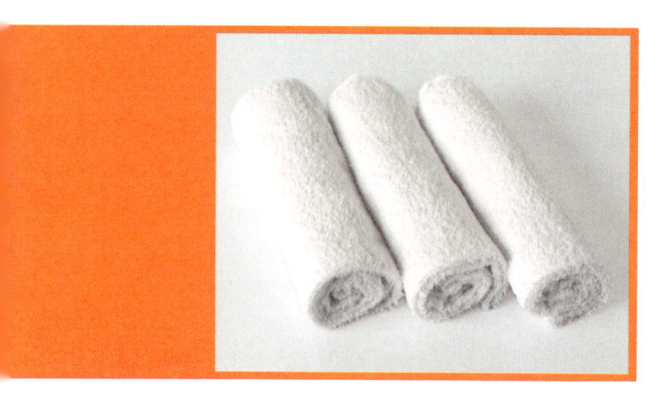

Toalha

O uso da toalha acontece antes do corte propriamente dito, na hora da lavagem dos cabelos e da retirada do excesso de água após o cliente passar pelo lavatório. É preciso mantê-la sempre limpa, reutilizá-la apenas após sua lavagem e, de preferência, guardá-la em saco plástico.

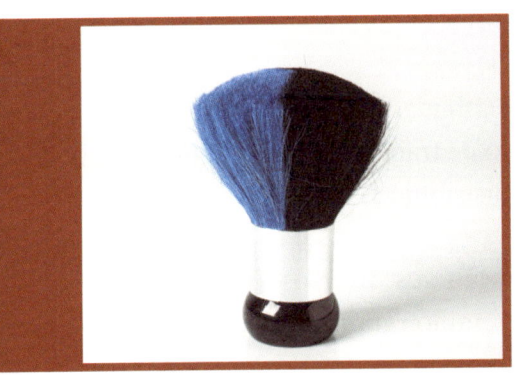

Espanador de pelo

Instrumento utilizado para retirar os aparos de cabelo deixados durante o corte.

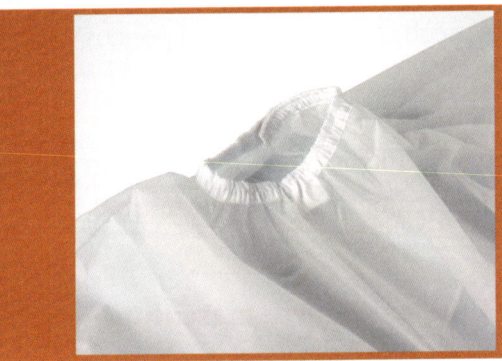

Pano de corte

A capa para proteção da roupa e da pele do cliente evita o desconforto com os pelos que caem durante o corte. É preciso mantê-la limpa e em boas condições de uso.

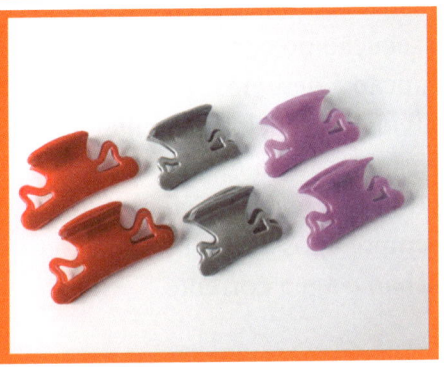

Prendedor de cabelo

Imprescindível para segurar as mechas de cabelos durante a divisão do corte e das escovas.

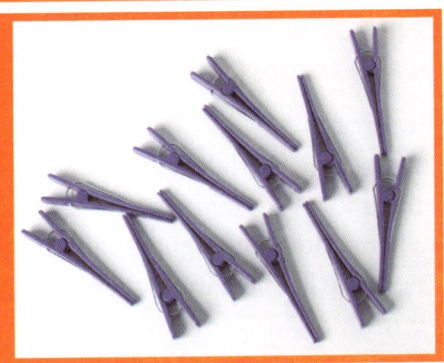

Clipes

Outro tipo de prendedor, sua utilidade é sustentar a divisão dos cabelos, facilitando a vida do cabeleireiro na hora do corte ou da modelagem com escova.

Pentes

O pente é utilizado em diversas atividades do cabeleireiro, mas no corte é essencial. Esse instrumento de trabalho comum, que quase todo mundo tem em casa, ajuda na distribuição e no controle dos cabelos. É a partir daí que o corte começa.

Tamanha importância pede atenção aos diversos tipos de pente e suas diferentes finalidades. Por exemplo, grandes quantidades de cabelo pedem um pente com dente mais espaçado. Já os de intervalo menor, mais finos, ajudam a dividir as mechas de cabelos com poucos fios ou de tamanho curto.

Quanto ao material, há no mercado opções de pente de plástico, silicone, madeira e até ionizados – pentes "inteligentes", que ajudam no controle do frizz e ainda suportam mais calor que um pente normal.

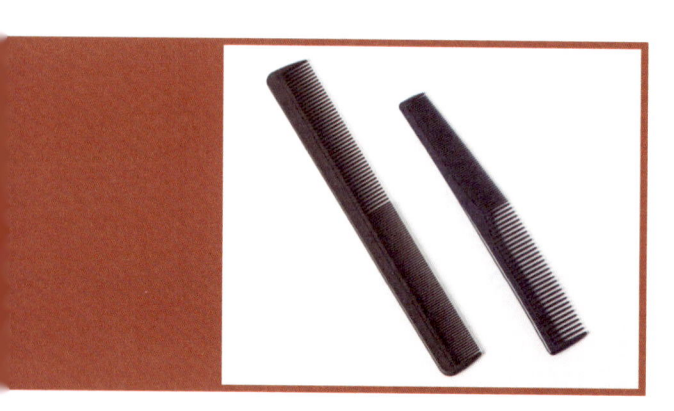

Pente para corte masculino

Instrumento indispensável para a execução do corte de cabelo, sua função é desembaraçar os fios, dividir os cabelos e auxiliar na sustentação da mecha que será cortada. Deve-se higienizá-lo sempre após o uso, lavando com sabão e água corrente.

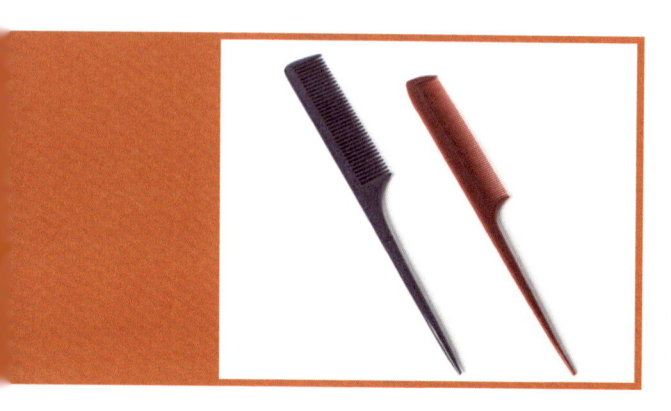

Pente de dente fino e cabo comprido

É utilizado nas divisões do cabelo, especialmente o feminino. A higienização desse instrumento, com água e sabão, é necessária entre uma cliente e outra.

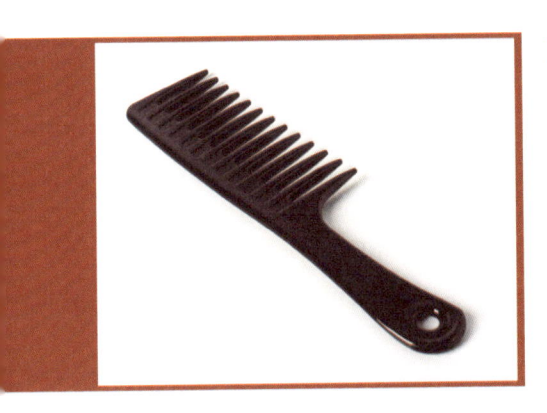

Pente grande de dentes largos

Ajuda a desembaraçar os diversos tipos de cabelo. Proporciona maior conforto por evitar quebrar, puxar os fios e o pescoço do cliente. A higienização, como em todos os outros tipos de pente, é necessária para passar segurança e garantir a saúde do cliente.

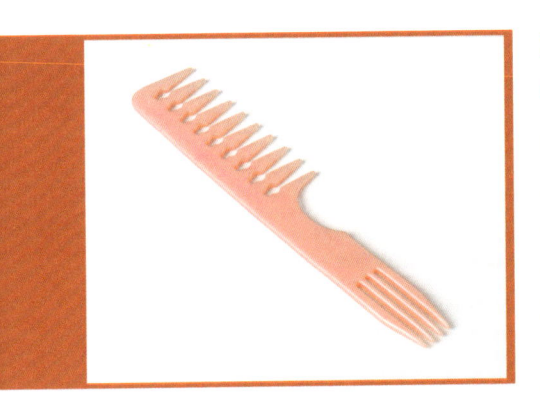

Pente para marcação de design

Utilizado em cabelos masculinos e femininos, molda os estilos criados deixando o cabelo na forma que se pretende dar ao penteado. Sua higienização é feita com água e sabão, a exemplo dos outros pentes, e deve ser realizada a cada novo cliente.

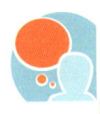

Pensando no assunto...

Como higienizar os utensílios de trabalho e aumentar sua vida útil?

Limpeza e higienização dos instrumentos de trabalho

Agora que você já conhece os principais produtos e instrumentos usados no corte de cabelo e na modelagem com escova, é preciso aprender algumas técnicas de assepsia dos equipamentos. Isso é importante não só para o bem estar do profissional, mas também do cliente.

Na assepsia por agentes físicos, nos instrumentos que suportam calor, o procedimento deve ser:

1º) Lave os instrumentos com os produtos indicados e utilize uma escova pequena para retirar todos os resíduos. Coloque-os em uma bandeja e deixe descansar por cinco minutos. Após esse tempo, enxágue;

2º) Após a higienização, utilize álcool 70% para desinfetar os instrumentos e deixe-os "descansando" por mais cinco minutos. Em seguida, seque com uma toalha limpa e embale no papel para autoclave;

3º) Leve todos os instrumentos para a autoclave a fim de serem esterilizados. Depois, guarde-os em depósitos separados para esse objetivo.

Você sabia?

Autoclave é um aparelho muito utilizado em laboratórios de pesquisa e em hospitais. Serve para eliminar os microorganismos que permanecem nos materiais mesmo após a higienização. A esterilização acontece por meio do contato com um calor úmido, um vapor de água em temperatura elevada.

Como proceder em caso de instrumentos sensíveis ao calor:

Escovas e pentes sensíveis ao calor devem ser desinfetados com produtos químicos líquidos. Tenha cuidado com o manuseio, pois eles podem ser agressivos à pele.

1º) Lave as escovas e os pentes em água corrente e, com a ajuda de uma escova pequena, retire todos os resíduos;

2º) Em um recipiente grande, coloque água e um higienizante. Deixe de molho por 10 a 30 minutos, depois retire o produto com água corrente;

3º) Seque bastante com uma toalha e borrife álcool 70%, deixando assim por 10 minutos;

4º) Para finalizar, use o secador para retirar completamente a umidade.

Você sabia?

O álcool 70% também é ótimo para limpar superfícies como bancadas, carrinho auxiliar, lavatório etc. Ele tem o poder germicida mais acentuado e evita o risco de transmissão de doenças.

Prepare o cliente

1º) Receba o cliente e encaminhe-o à bancada;

2º) Escove os cabelos em todas as direções, para distribuir o <u>sebo</u> acumulado no couro cabeludo para o meio e as pontas dos cabelos. Ao mesmo tempo, você pode analisar os fios e o couro cabeludo, além de observar o cliente, conversar sobre as intenções dele com o corte;

3º) Coloque sobre os ombros do cliente a toalha e a capa plástica. Leve-o ao lavatório.

> **Fique sabendo**
>
> **Sebo:**
> As glândulas microscópicas da pele liberam uma matéria oleosa chamada de sebo ou, como a indústria de produtos cosméticos usa e os cabeleireiros adotam, sebum. Ele serve para a lubrificação da pele e do pelo.

Técnicas de lavagem

O corte e a modelagem com escova começam sempre com uma boa lavagem do cabelo. E, por mais que pareça simples, o procedimento exige técnica. A começar pelos produtos que devem ser usados no couro cabeludo e nos fios: os chamados emolientes, substâncias que têm a finalidade de suavizar, amaciar e hidratar.

Embora mais presentes nos condicionadores comuns, também aparecem em xampus de tratamento, como os de coloração, os hidratantes, aqueles para cabelo normal, entre outros. A seguir, o passo a passo da técnica de lavagem dos cabelos.

Lave os cabelos

1º) Molhe o cabelo do cliente com bastante água;

2º) Regule o jato de modo que ele inicie após a linha da testa. Usando o jato bem próximo à cabeça, colocando as mãos na forma de anteparo para proteger o rosto e a orelha, você evita molhar o cliente;

3º) Aplique o xampu neutro no cabelo do cliente. Use a palma da mão para colocar o xampu, distribuindo bem entre os fios;

4º) Massageie o couro cabeludo friccionando com as pontas dos dedos. Assim, os resíduos e a oleosidade são retirados;

5º) Use a ducha para enxaguar e reaplique o xampu. Enxague novamente, removendo totalmente a espuma;

6º) Aplique creme condicionador para restaurar os fios. Se a intenção for modelar o cabelo na escova, retire totalmente o condicionador;

7º) Envolva a toalha na cabeça do cliente, para retirar o excesso de água dos cabelos, e o encaminhe à bancada.

Atenção!

Na primeira aplicação do xampu, quando o cabelo está sujo, não se obtém muita espuma devido à oleosidade natural dos cabelos. O ideal é aplicar o produto duas ou mais vezes, de acordo com a necessidade.

Divisões da cabeça para o corte dos cabelos

A cabeça é semelhante a uma esfera. Isso quer dizer que, para o corte, temos que visualizar os cabelos em duas partes: a anterior (frontal) e a posterior (traseira). Independentemente do tipo de corte escolhido, tem de ser feita uma divisão do cabelo a partir de uma sequência de linhas: horizontal, diagonal para frente, diagonal para trás, vertical, côncava e convexa. Os graus 0º, 45º e 90º também precisam ser observados.

Essa divisão inicial é importante porque ela vai permear todo o corte. Será o modelo para as subdivisões. É a partir das linhas que o cabeleireiro será orientado para trabalhar em graus. Agora veremos as divisões básicas. Mais adiante, esse conteúdo será aprofundado com outros tipos de divisões.

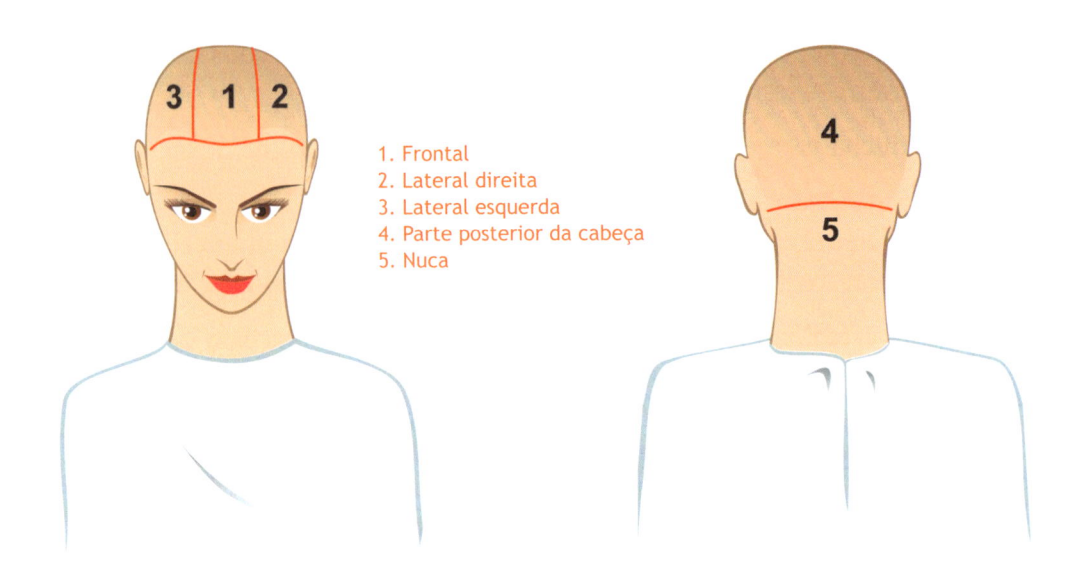

1. Frontal
2. Lateral direita
3. Lateral esquerda
4. Parte posterior da cabeça
5. Nuca

Atenção!

Na parte anterior, observa-se as laterais direita e esquerda ou ainda a frontal, que é verificada com mais precisão em franjas, seja em cortes em camada ou fio reto.

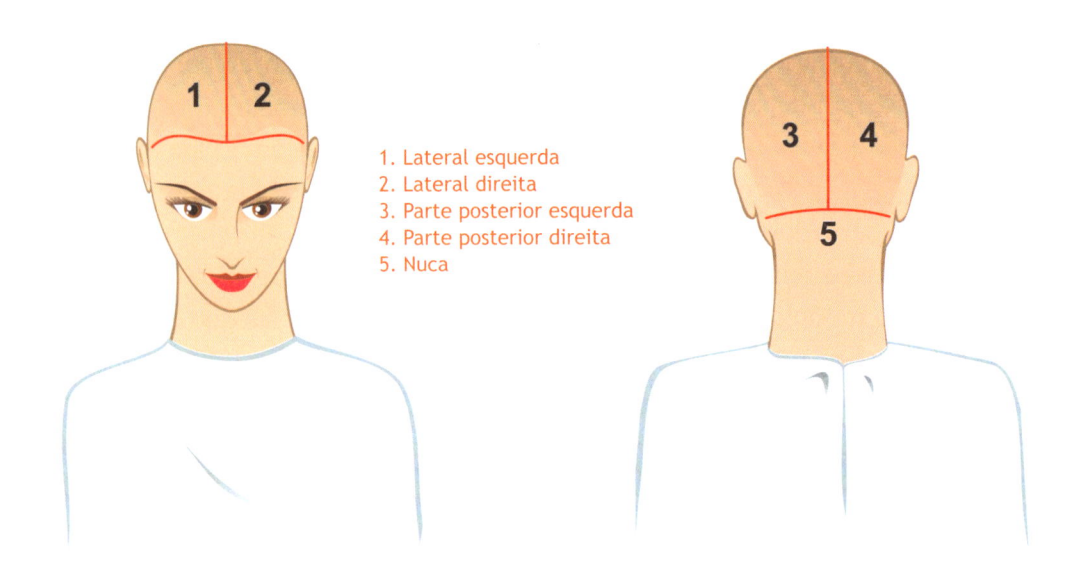

1. Lateral esquerda
2. Lateral direita
3. Parte posterior esquerda
4. Parte posterior direita
5. Nuca

Divisão para forma sólida (corte de cabelo em fio reto)

A linha deste corte é horizontal, a distribuição dos cabelos tem um caimento natural e o ângulo é a zero grau, portanto os dedos devem se manter em paralelo. Esse tipo de corte é preciso – a tesoura a laser é a ideal de ser utilizada.

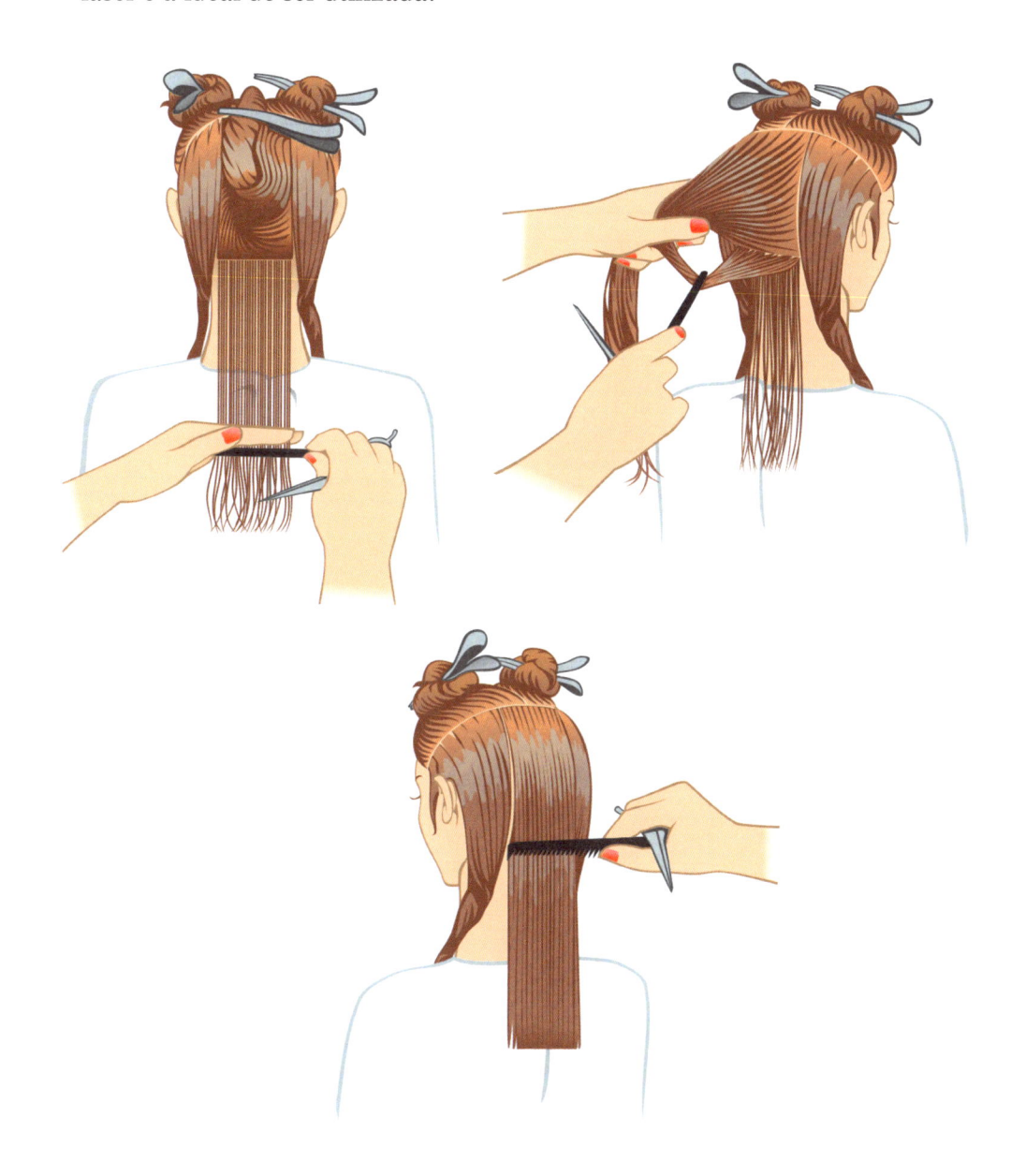

Arqueamento com navalha

Essa técnica consiste no uso da navalha para moldar os cabelos com arqueamento para cima ou para baixo. Ao afinar as pontas, os cabelos conseguem memorizar a forma e manter-se arrumados de acordo com o estilo aplicado.

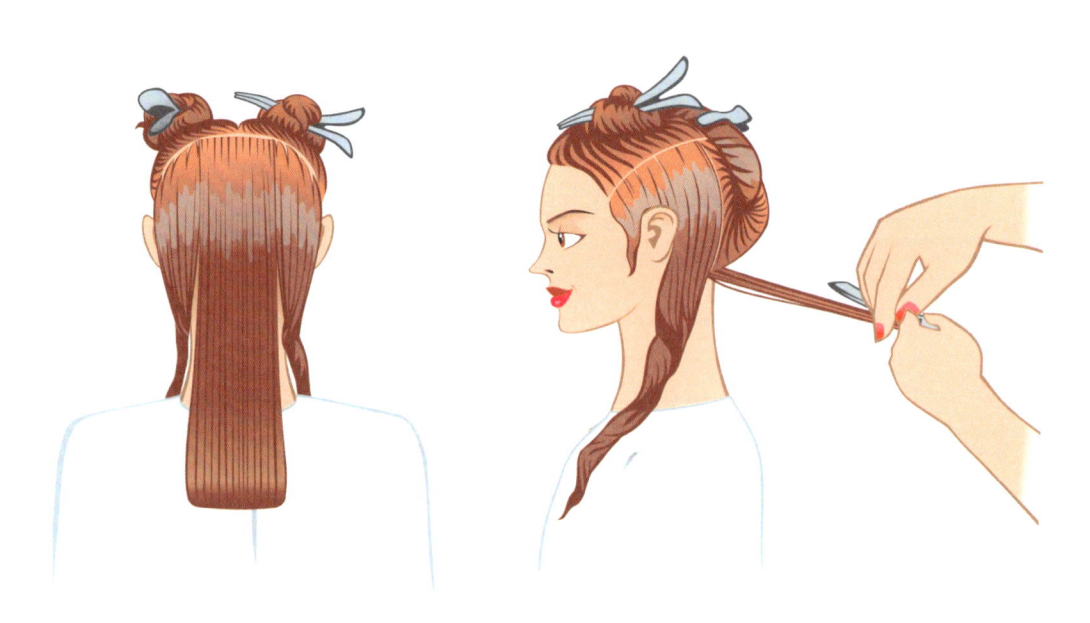

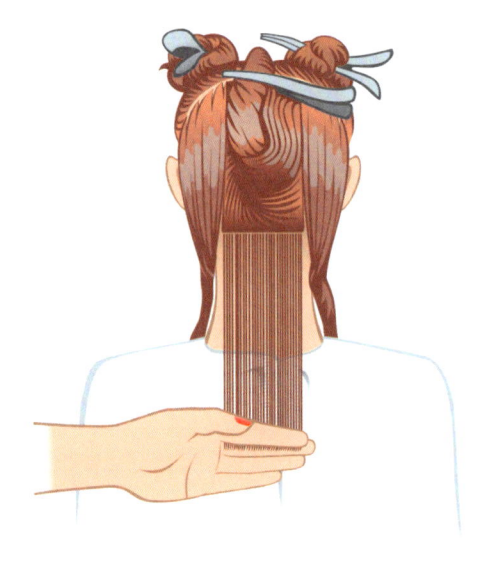

Linhas e forma em fio reto diagonal para a esquerda e para a direita

De acordo com a figura, a linha em fio reto e em diagonal para a esquerda deve obedecer aos critérios de distribuição natural do cabelo, ângulo a zero grau e direcionamento da mão conforme o da linha. Isso também se aplica na diagonal para a direita.

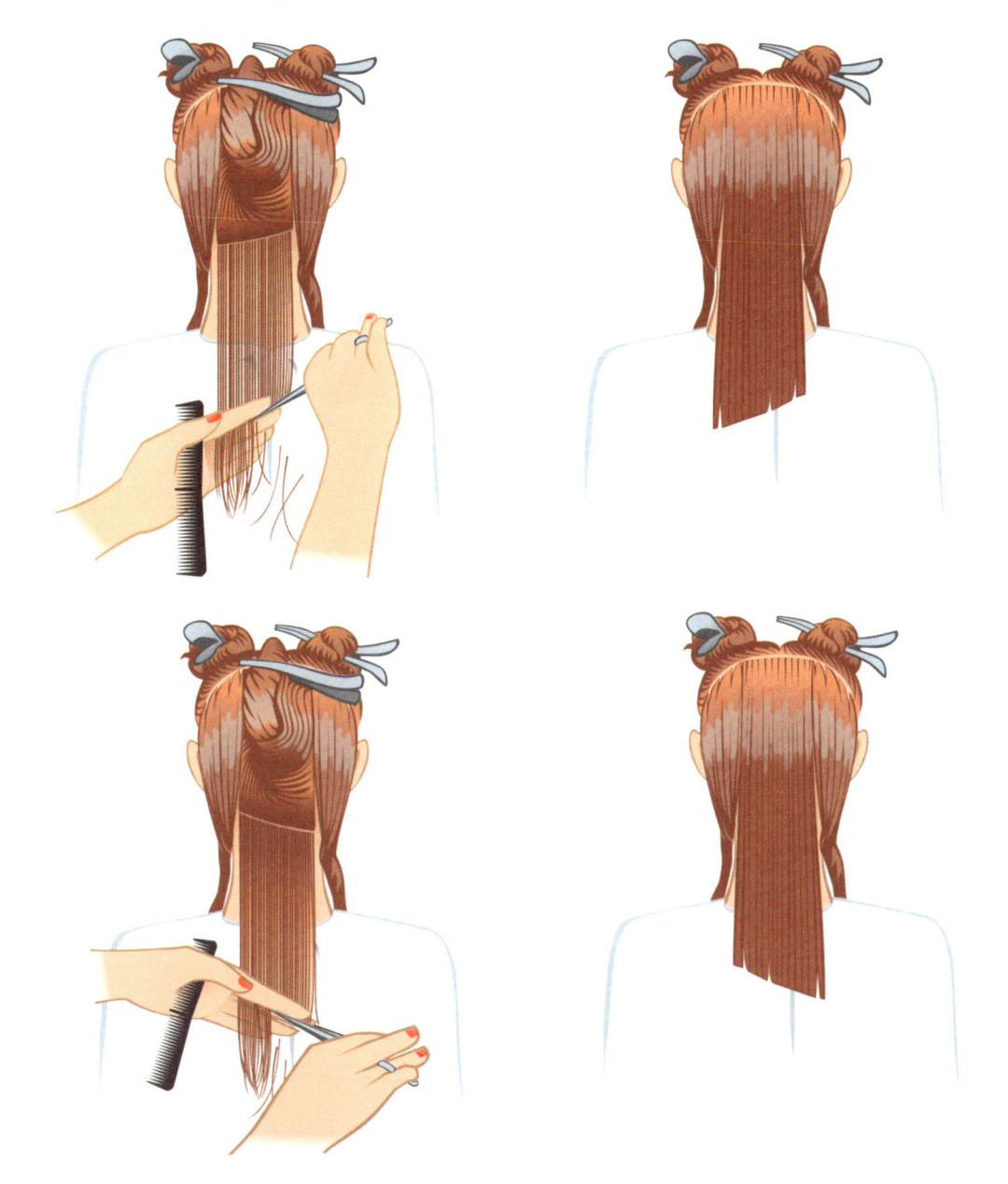

Forma em linha côncava

Linha feita com a junção de um ponto ao centro, direcionado para a direita e para a esquerda, formando uma concavidade.

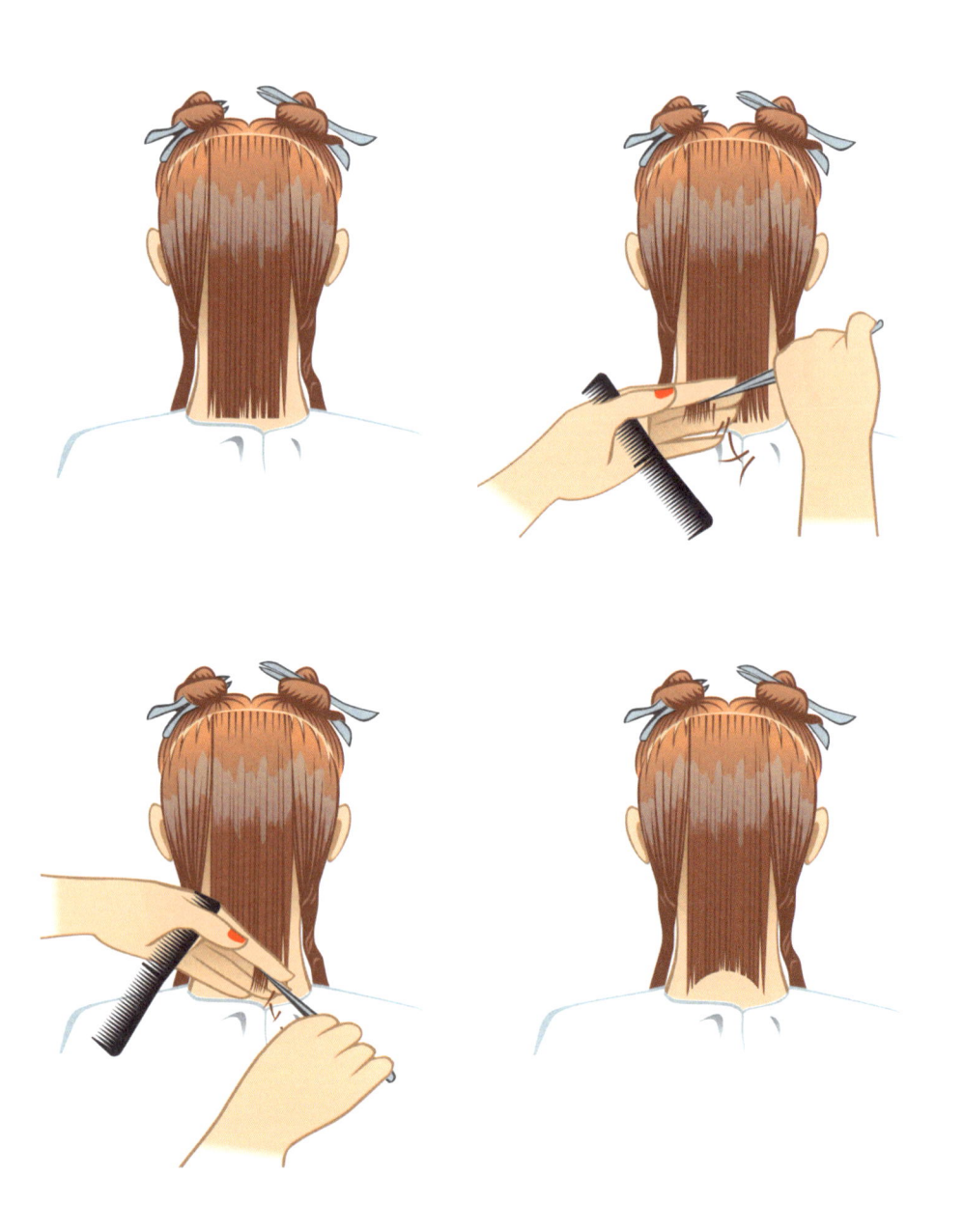

Forma em linha convexa

É a linha curva, que dá forma arredondada ao cabelo.

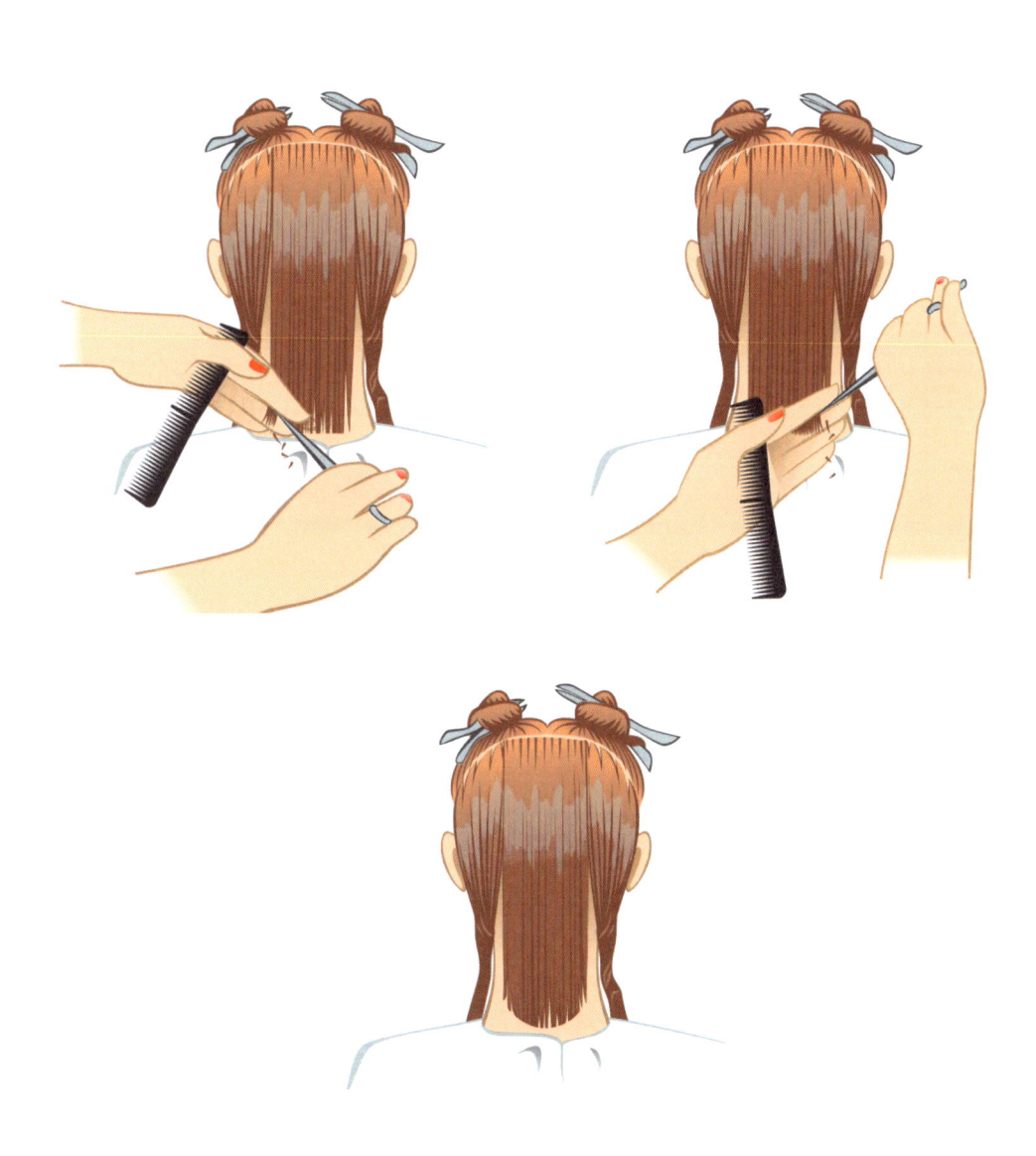

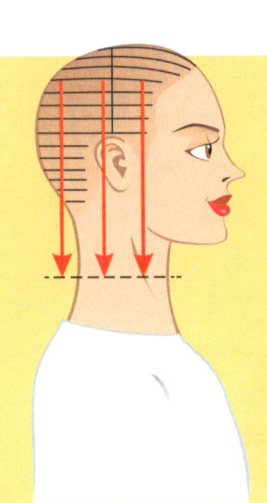

Horizontal

A divisão dos cabelos na horizontal facilita a realização do corte em fio reto, também chamado de sólido. Essa linha remete à estabilidade, usada para marcação de perímetros ou da base sempre que se iniciam os cortes de cabelo.

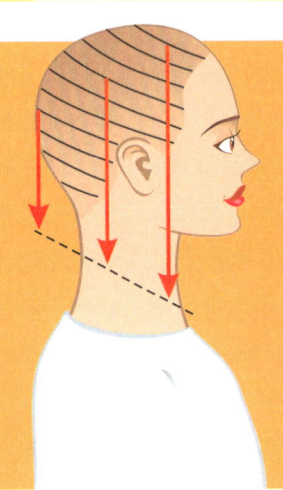

Diagonal para frente

Essa linha permite direcionar o corte de cabelo para frente. É mais utilizado para cortes sólidos, simétricos ou assimétricos, mantendo a base com as pontas para a frente. Pode-se usar em cabelos longos quando se deseja que ele fique com pontas maiores à frente ou mesmo todo quadrado.

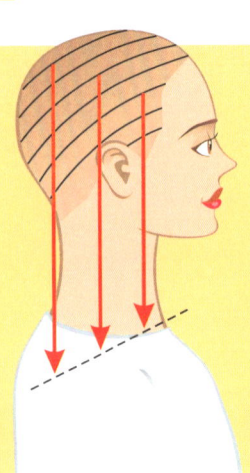

Diagonal para trás

A divisão em diagonal para trás possibilita cortar com precisão cabelos de forma arredondada nos mais diversos comprimentos. O direcionamento dado pela divisão mostra como posicionar as mãos e realizar o corte nas mechas de cabelo. As linhas inclinadas mostram dinamismo e, com elas, obtêm-se cabelos descontraídos e com balanço, independentemente de o fio ser graduado ou sólido.

Vertical

Nesse sentido, a divisão dos cabelos é utilizada para cortes cuja graduação é a 45° ou a 90°. Linhas na vertical mostram movimento, dinamismo e descontração, por isso são muito usadas para cortes em camadas – sejam graduados, alongados ou constantes. As linhas verticais são variações dos desfiados, com mudança apenas no ângulo de corte.

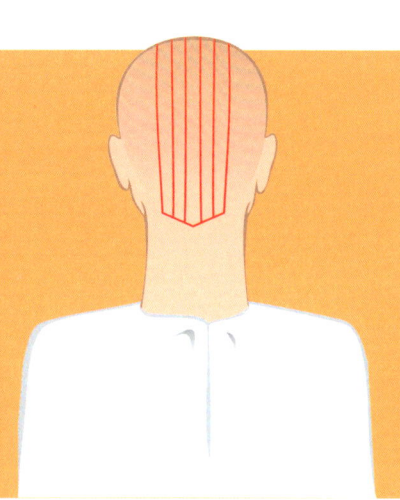

Divisão Vertical/ Horizontal / Diagonal para trás

Variação que reúne todas as divisões anteriores e os diferentes graus. Observe que o posicionamento das mãos e da tesoura segue a direção das diversas linhas desse corte. Utilizada em cortes curtos que requerem leveza e sofisticação.

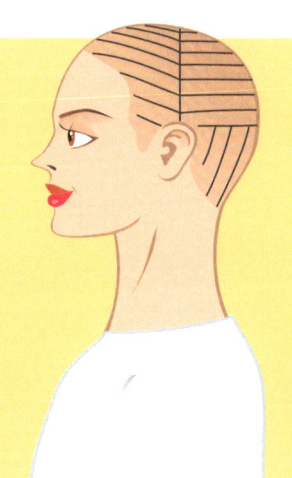

COLEÇÃO BELEZA

Unidade 4

Técnicas de corte de cabelo

Nesta unidade, você estudará para desenvolver as seguintes competências:
▶ Conhecer as técnicas de corte de cabelo por meio de linhas, ângulos e graus;
▶ Realizar cortes femininos, masculinos e infantis.

Introdução

A primeira informação importante sobre as técnicas de corte de cabelo é que existem, basicamente, duas formas distintas de cortar: a realizada em fio reto, em que os fios se mantêm sólidos e não há variação de ângulo, e os desfiados ou em camadas, em que acontece a graduação dos fios – ou seja, eles irão variar entre os ângulos 0º a 90º.

Cortes em fio reto

Esse tipo de corte obedece aos seguintes critérios:

- O ângulo é a 0°, isto é, a divisão para o corte é na horizontal e sua linha de corte é estável;
- Linha de caimento ou crescimento do cabelo: mais que em qualquer outro corte, o que é feito a ângulo 0° pede atenção, pois o resultado deverá mostrar um corte em fio reto e, nesse caso, a mecha de cabelo deverá obedecer rigorosamente a direção do caimento natural do fio, sem inclinação da mecha a ser cortada. A mão pode mudar de posição para que o cabelo tenha o formato desejado em quadrado, arredondado ou em V, mas nunca a mecha de cabelo. Do contrário, implicará em variação do ângulo que se deseja.

Cortes desfiados ou em camadas

Critérios a serem seguidos:

- O ângulo varia entre 45° e 90°, de acordo com o corte desejado. É ele quem vai determinar quão desfiado o corte será;
- A linha de corte pode ser móvel ou estável, o que implica percorrer o corte levando sua mecha guia ou trazendo a mecha que queremos cortar para um ponto fixo;
- A divisão de corte acontece na horizontal, vertical e diagonal, dando liberdade de escolha para cada estilo.

Em relação às camadas, podemos dividi-las em:

Camada longa: a variável é no comprimento e o corte é realizado com a parte do cabelo menor por cima e a maior por baixo. Seu ângulo pode variar de 45° a 90°;

Camada graduada: o comprimento é de intermediário a curto. O ângulo é de 45° e o corte é realizado com a parte menor para baixo e a maior para cima;

Camadas constantes: o ângulo é de 90°, o corte é realizado contornando a cabeça. As mechas são mantidas com o mesmo comprimento.

Lembrando que a cabeça se assemelha a uma esfera e que, dividindo-a em quatro partes, teremos ângulos de 90° em cada parte. Isso nos permite afirmar que a soma dos ângulos da cabeça resulta em 360°. Com a junção de técnicas diferentes, diversos estilos e modelos de corte de cabelo aparecem.

Tendo como base as duas formas básicas de corte de cabelo apresentadas e usando a criatividade e a lógica para juntá-las, temos vários estilos que resultam em designs modernos e usuais que conhecemos, como:

- Fio reto + desfiado a 45° = graduação média ou camadas graduadas;
- Fio reto + desfiado a 90°= graduação alta ou camadas longas;
- Fio reto + desfiado a 90° = camadas constantes;
- Nuca graduada + fio reto a 0° = estilo chanel com nuca batida.

Conhecendo essas duas formas de cortar cabelo, as possibilidades de criar estilos são muitas, o que torna o trabalho do cabeleireiro prazeroso e de fácil compreensão.

A seguir, começaremos a conhecer as principais técnicas e suas variações.

Corte em fio reto
Linha diagonal para trás

1º) Divida o cabelo todo em diagonal para trás conforme a imagem;

2º) Solte mechas finas nas laterais e na nuca;

3º) Inicie o corte pelas laterais, definindo o comprimento desejado. Penteie os cabelos em caimento natural, segure a mecha com os dedos indicador e médio paralelos à divisão, com a tesoura e o pente na outra mão. Corte a 0º seguindo em direção à nuca;

4º) Proceda da mesma forma na outra lateral;

5º) Tome como base a mecha cortada e passe a tê-la como guia. Solte as subdivisões dos fios e corte na sombra da mecha guia até concluir todo o corte;

6º) Certifique-se de que o comprimento das laterias esteja igual, conferindo um lado e outro;

7º) Finalize juntando todas as mechas cortadas e checando se estão a 0º, com direcionamento em diagonal para trás e sem pontas sobrando, com o corte preciso.

Unidade 4 - Técnicas de corte de cabelo

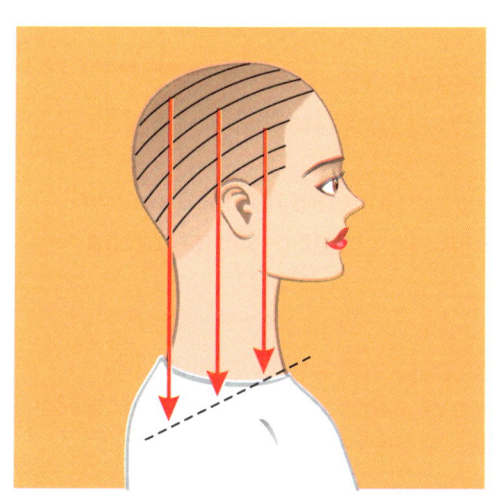

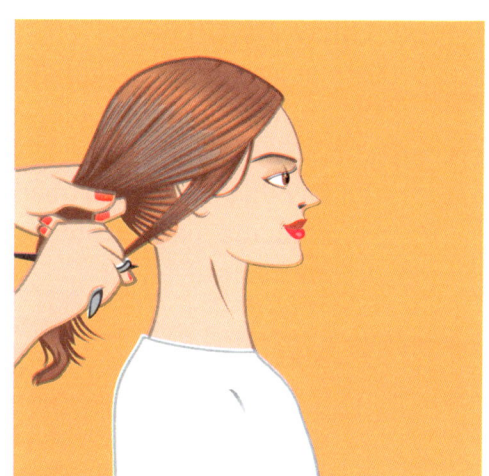

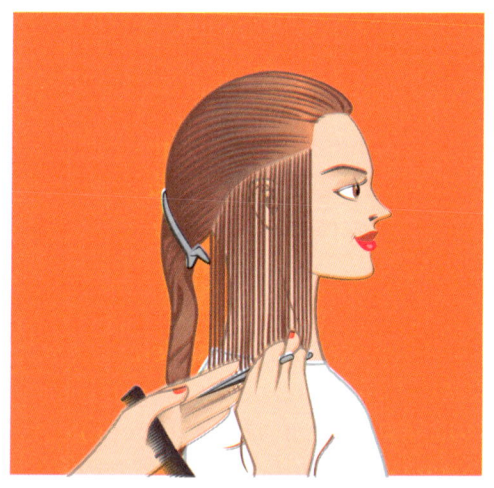

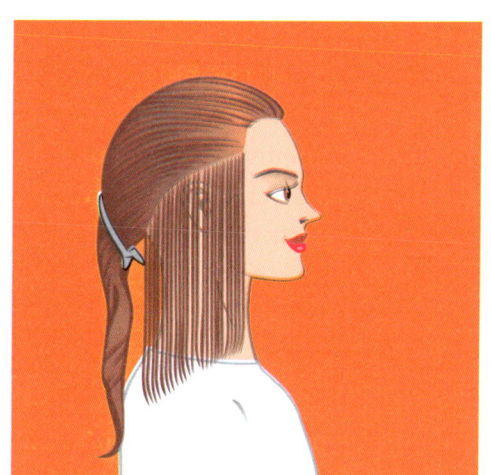

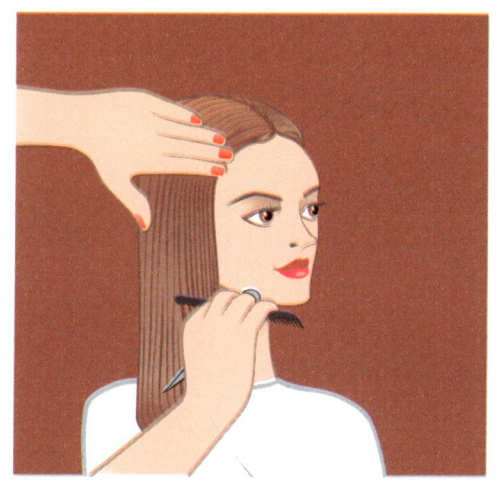

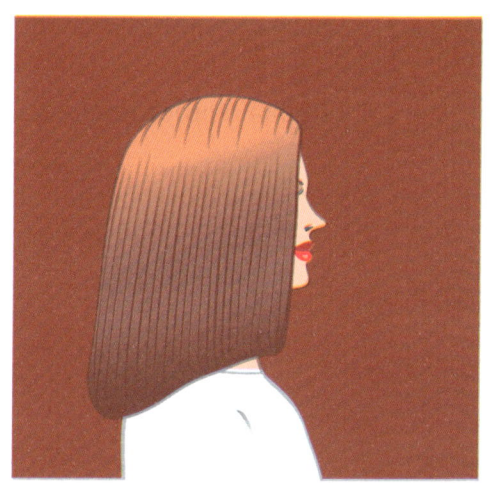

Corte em fio reto
Linha lateral em diagonal para trás
Parte posterior convexa – combinação de linhas

1º) Divida o cabelo em quatro partes: anterior direita e anterior esquerda, parte posterior esquerda e parte posterior direita até a nuca;

2º) Mantendo a cabeça da cliente reta, subdivida e solte uma mecha fina da parte posterior da cabeça. Penteie em caimento natural, segure a mecha entre os dedos indicador e médio paralelos à divisão, com a tesoura e o pente na outra mão, e corte os cabelos no comprimento desejado. Essa mecha servirá de guia para as demais;

3º) Subdivida o cabelo e solte outra mecha. Penteie, junte com a mecha guia e corte em sua sombra seguindo a linha de corte convexa a 0º. Continue esse processo até chegar ao topo da cabeça;

4º) Solte uma mecha da lateral em diagonal para trás, penteie em caimento natural e segure a mecha entre os dedos com a mão posicionada na linha escolhida. Estabeleça o comprimento e corte a 0º. Eleja essa outra mecha como guia e corte todas as outras à sombra dela até finalizar a lateral;

5º) Repita o procedimento na outra lateral;

6º) Junte todas as mechas usando a direção dada ao corte e verifique se existem pontas a serem retiradas para que o corte fique preciso.

Unidade 4 - Técnicas de corte de cabelo

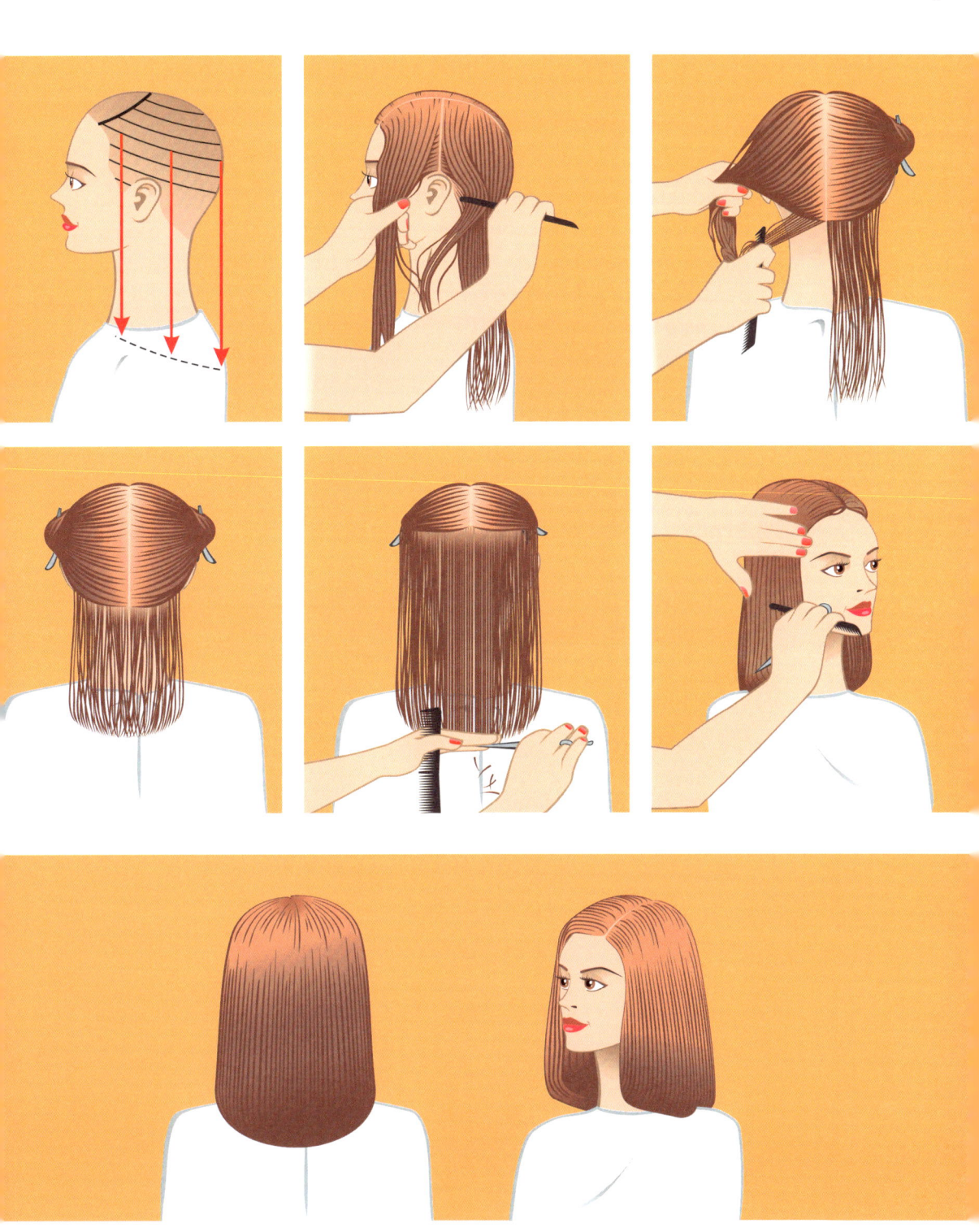

Corte em fio reto com as pontas curvadas para fora
Linha horizontal
Ângulo 0°

1º) Divida o cabelo de orelha a orelha e prenda a parte anterior. Na posterior, penteie os cabelos em caimento natural. Retire uma mecha fina na altura da nuca. Segure entre os dedos indicador e médio, com a tesoura e o pente na outra mão, posicionando a mecha a 0° na horizontal. Estabeleça seu comprimento e corte. Essa mecha servirá como guia;

2º) Faça uma subdivisão horizontal na lateral anterior comparando com a posterior. Elas serão as mechas guias;

3º) Repita o procedimento na outra lateral;

4º) Continue soltando as subdivisões sobre a mecha guia, conforme as orientações anteriores, até finalizar todo o cabelo;

5º) Junte todas as mechas na horizontal a 0° e confira, retirando possíveis pontas;

6º) Para que as pontas fiquem voltadas para fora, junte os cabelos voltados para cima entre os dedos, picote com a ponta da tesoura, retirando o excesso de cabelo e arqueando com a navalha.

Unidade 4 - Técnicas de corte de cabelo

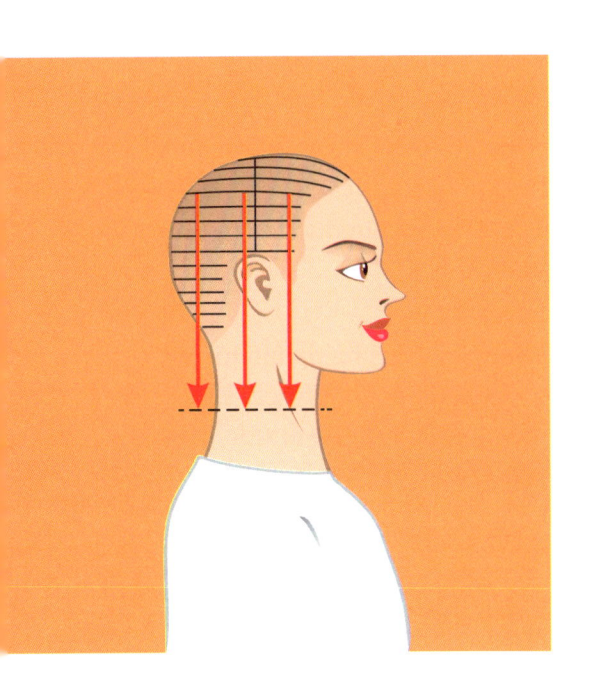

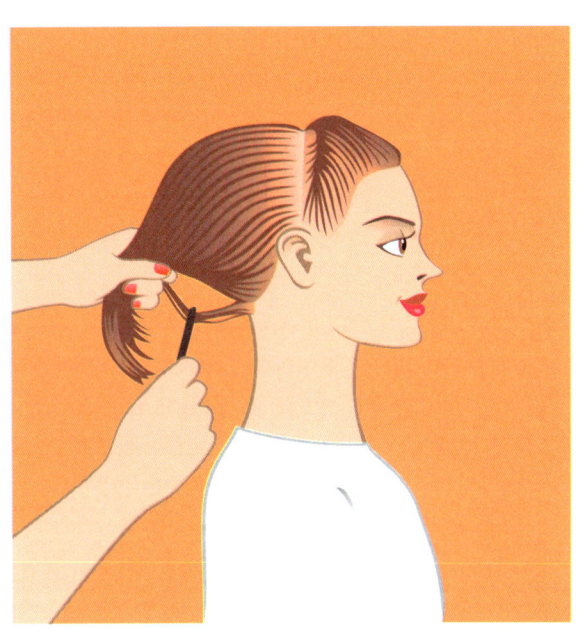

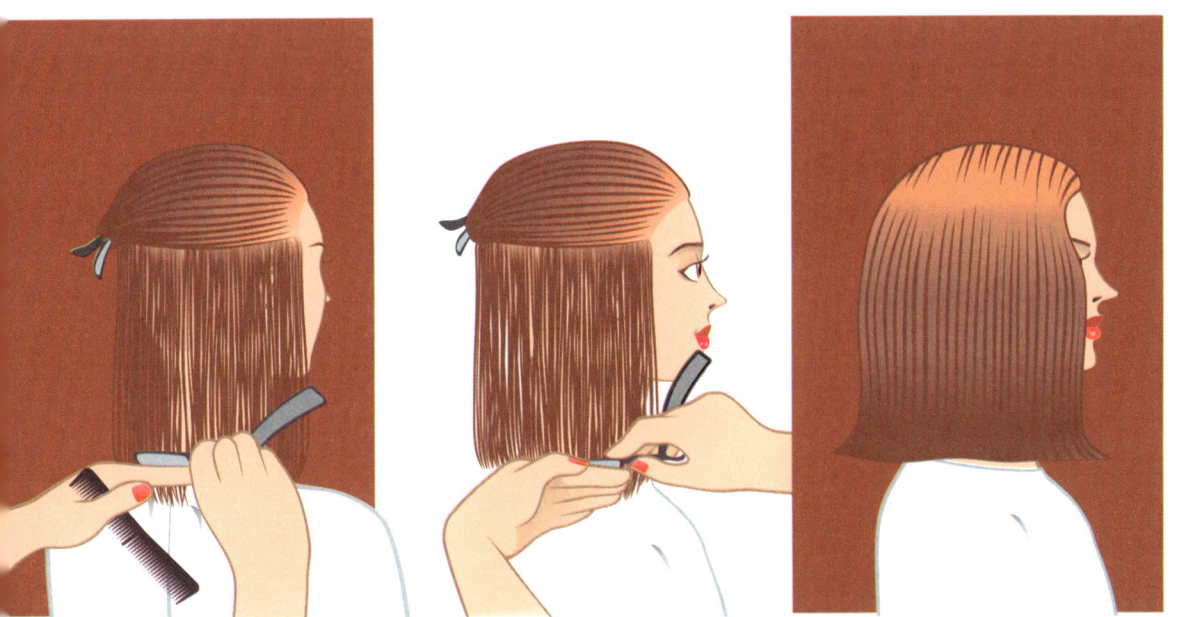

Corte em fio reto
Linha diagonal para frente
Ângulo a 0°

1º) Divida os cabelos da testa à nuca. Depois, subdivida em linhas diagonais para a frente por toda a cabeça;

2º) Com a cabeça da cliente reta, solte uma mecha da lateral até a nuca, penteando em caimento natural. Segure os cabelos entre os dedos indicador e médio e corte a 0°. Seguindo com a mão na linha em diagonal para a frente, estabeleça essa mecha como guia;

3º) Repita o procedimento na outra lateral;

4º) Continue subdividindo o cabelo e cortando à sombra da mecha guia até finalizar todas as mechas;

5º) Finalize juntando todas as mechas cortadas e retire possíveis pontas que surgirem para dar precisão ao corte. O resultado será um corte a 0° com pontas maiores para frente.

Unidade 4 - Técnicas de corte de cabelo

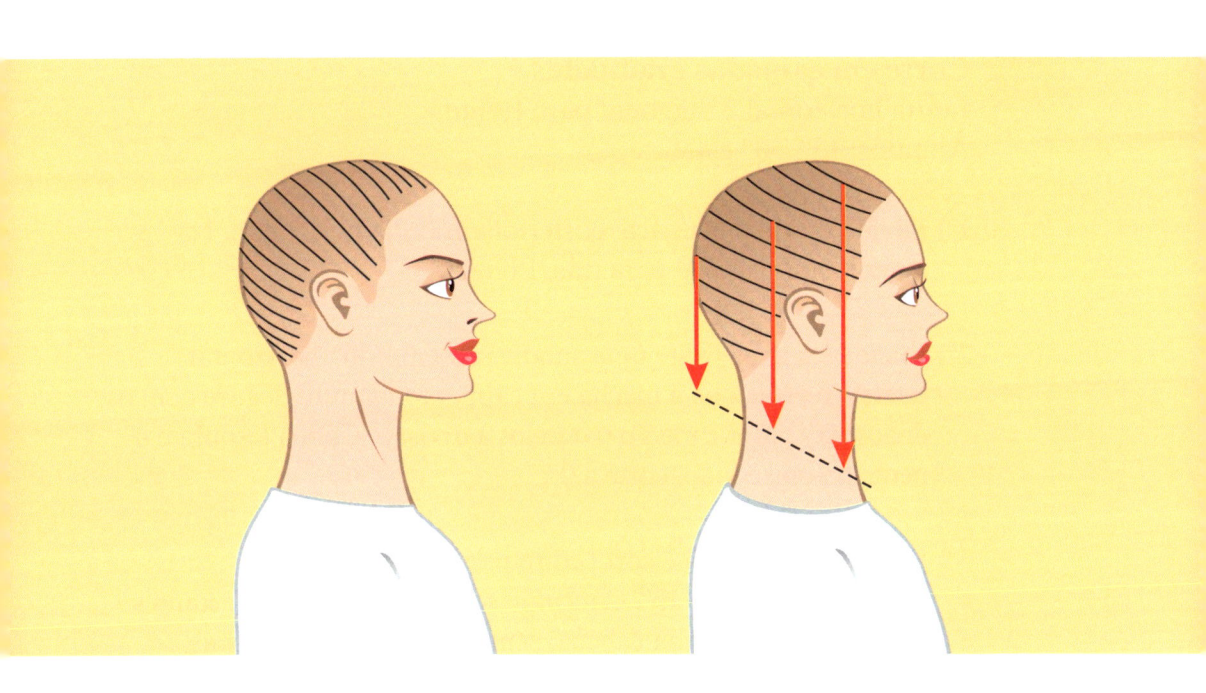

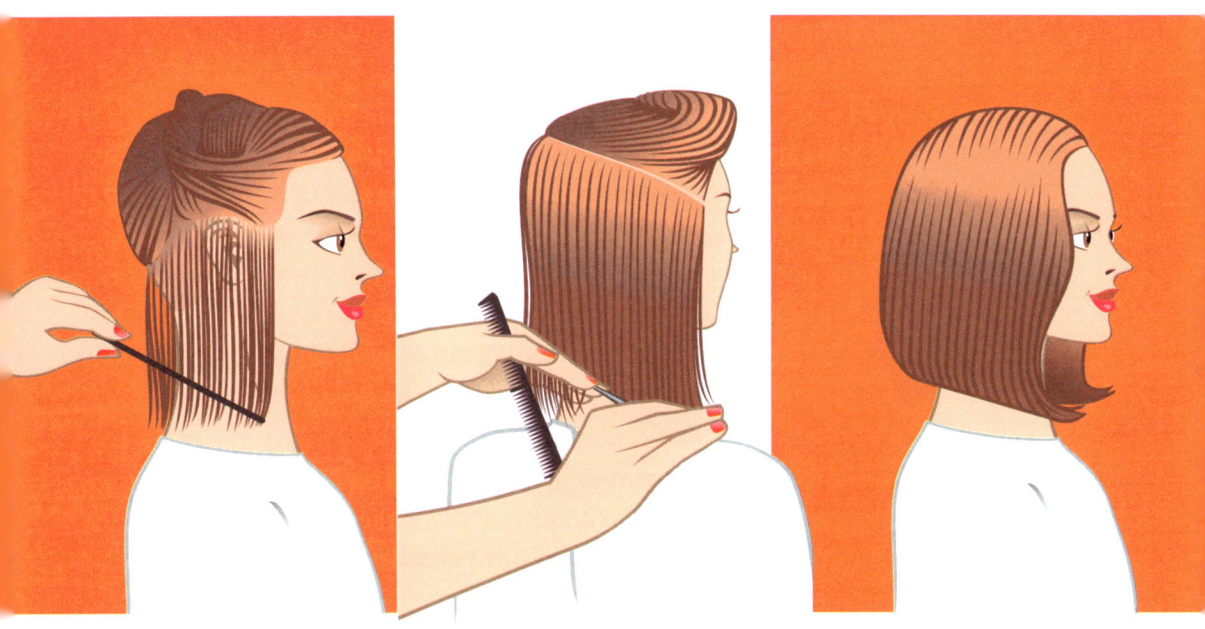

Corte em camadas graduadas
Linha horizontal e diagonal para frente
Ângulos: 15°, 30° e 45°

1°) Divida o cabelo na parte posterior em linha horizontal. Na lateral, em diagonal para trás. Prenda;

2°) Inicie pela nuca, solte uma subdivisão em linha horizontal, penteie e posicione a mecha em caimento natural. Segure com os dedos indicador e médio paralelos à divisão. Com a tesoura e o pente na outra mão, corte a 0°;

3°) Desça outra mecha e corte com uma elevação de, aproximadamente, 15°. Continue soltando as mechas restantes até chegar ao meio da cabeça, sempre elevando as mechas a 30°, seguindo a graduação até alcançar 45°. Perceba que o comprimento dos cabelos vai ficando mais curto, formando camadas;

4°) Solte uma mecha da lateral conforme a divisão em diagonal para frente. Posicione os dedos conforme a linha, segure o cabelo estabelecendo o comprimento e corte a 0°. Faça a integração da parte posterior com a lateral direita e depois com a da esquerda. Estabeleça essa mecha como guia para as demais, que deverão ser subdivididas e cortadas em diagonal para frente, aumentando seu ângulo até 45°;

5°) Confira todo o corte usando a linha contrária à que foi cortada. Cortou-se na horizontal, cheque na vertical e vice-versa, retirando possíveis pontas para dar precisão ao corte.

Unidade 4 - Técnicas de corte de cabelo

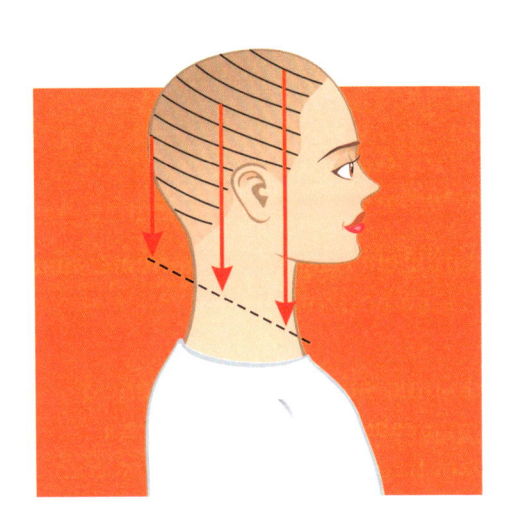

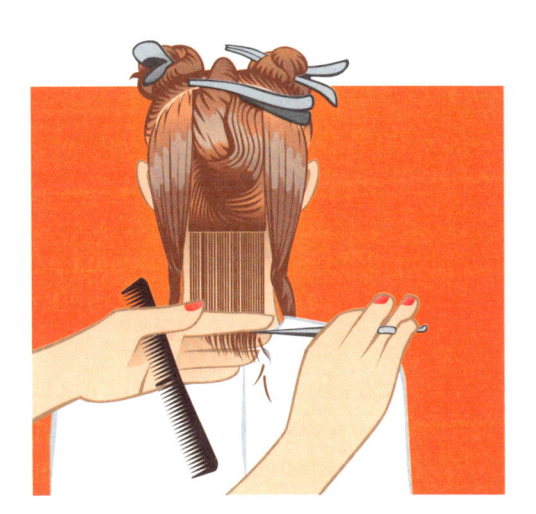

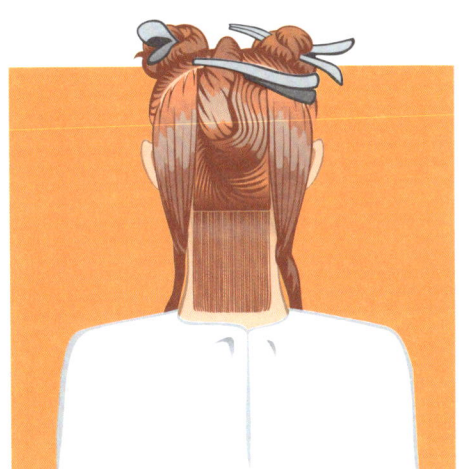

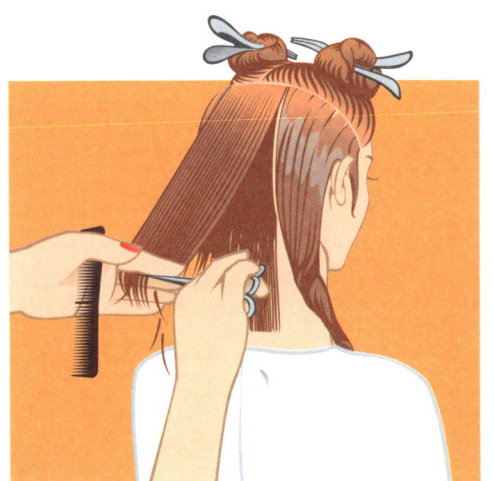

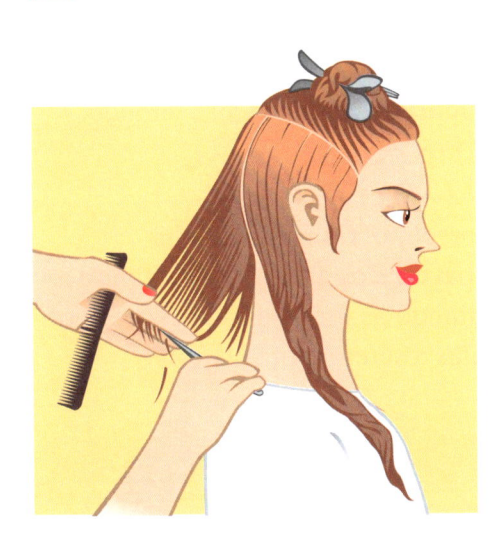

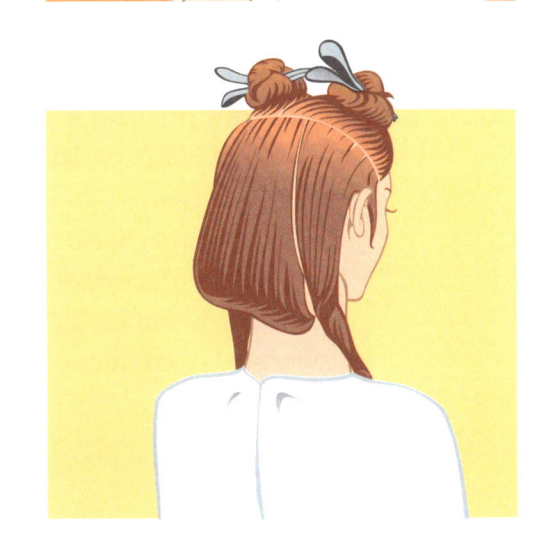

Corte em fio reto e graduação
Linha: diagonal para frente/horizontal
Ângulo: 45°

1º) Divida os cabelos na parte posterior em diagonal para frente. Já a parte anterior, de orelha a orelha, na horizontal;

2º) Inicie o corte pela nuca, fazendo uma subdivisão. Posicione o cabelo em caimento natural com a cabeça da cliente reta e a linha da divisão em diagonal para frente. Segure os cabelos com os dedos indicador e médio paralelos à divisão, mantendo a tesoura e o pente na outra mão. Com o cabelo para baixo a 0° e com o comprimento estabelecido, corte essa mecha que será a base ou perímetro do cabelo;

3º) A partir da próxima subdivisão, inicie a elevação das mechas com a mão posicionada em diagonal para frente. Mantenha a cabeça da cliente reta e continue soltando as mechas sempre em diagonal para frente, seguindo até o meio da cabeça, cortando com a elevação de até 45°;

4º) Faça divisões horizontais nas laterais e estabeleça uma primeira mecha, soltando os fios e cortando com os dedos e a tesoura paralelos à divisão, tendo como referência o comprimento detrás do cabelo. Continue dividindo os fios e cortando sobre a mecha anterior até finalizar a lateral. Junte todas as mechas virando para baixo, sobre os dedos, e corte;

5º) Confira o corte checando sua precisão. Os fios em linha horizontal a 0°, cortados para baixo, e os graduados seguindo a sequência de sua elevação. Juntando as mechas na horizontal ou na vertical, verifique se há pontas a serem retiradas.

Unidade 4 - Técnicas de corte de cabelo

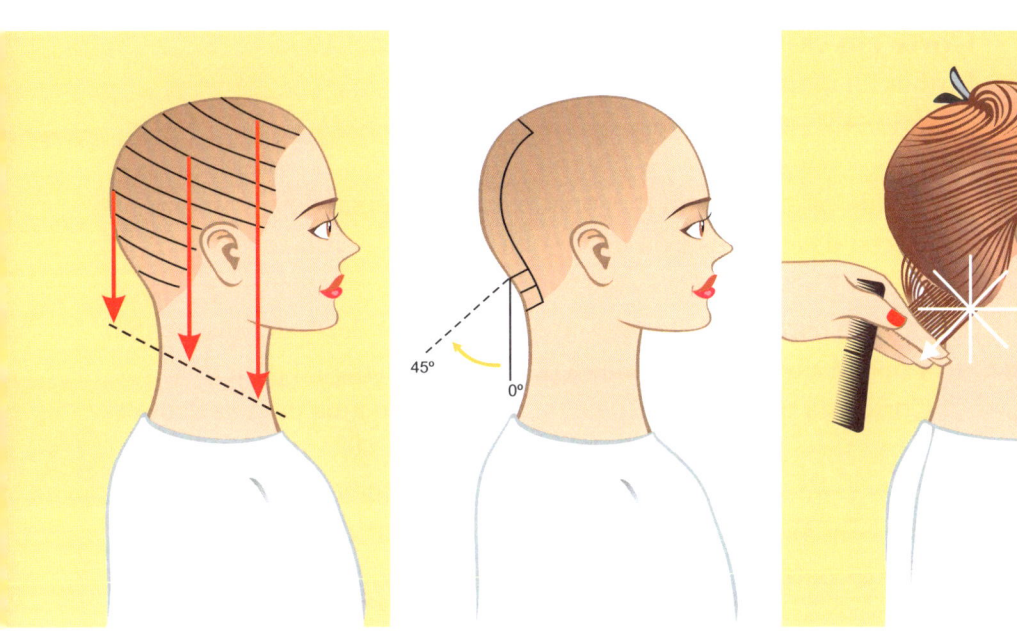

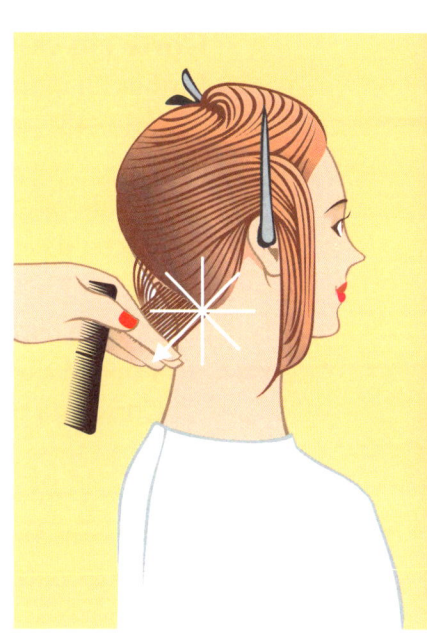

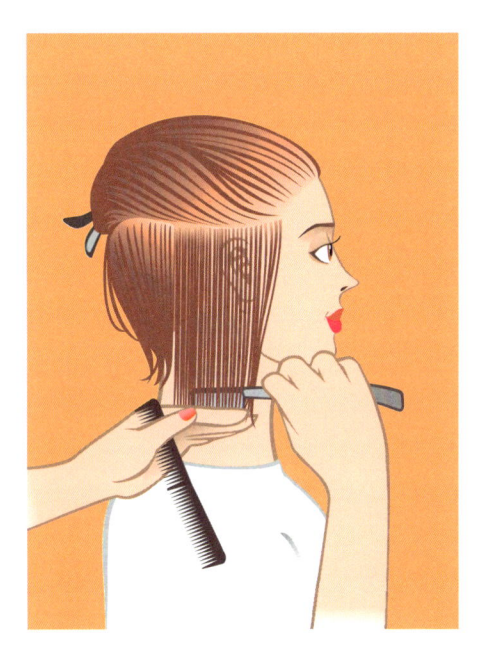

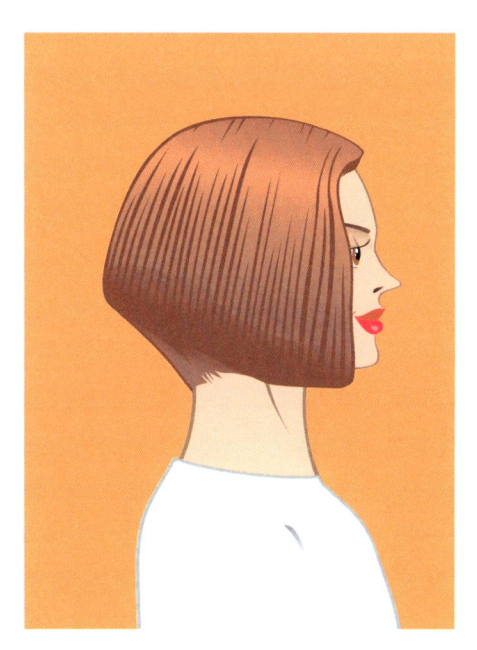

Corte em camadas graduadas
Linha: Diagonal para trás
Ângulo: 45°

1°) Divida os cabelos em diagonal para trás, deixando a primeira mecha das laterais e da nuca soltas;

2°) Inicie o corte estabelecendo o comprimento desejado, mantenha a mão e a tesoura paralelas à divisão, em diagonal para trás. Corte esta mecha a 0° e passe a usá-la como guia para as demais;

3°) Solte a próxima mecha, junte-a com a mecha guia e eleve para criar um ângulo de aproximadamente 15°. Proceda dessa forma com as outras mechas, sempre elevando o cabelo até atingir 45°;

4°) Finalize o corte conferindo todo o cabelo e retirando possíveis pontas.

Unidade 4 - Técnicas de corte de cabelo

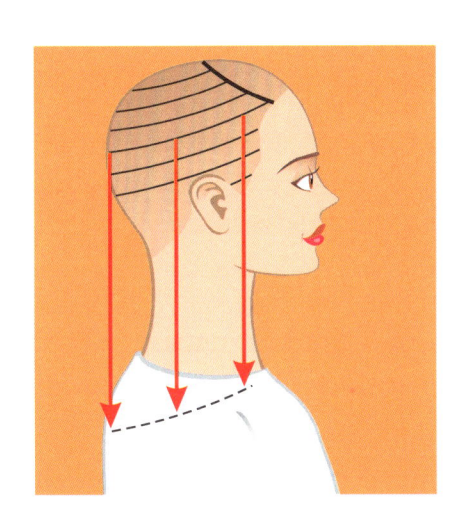

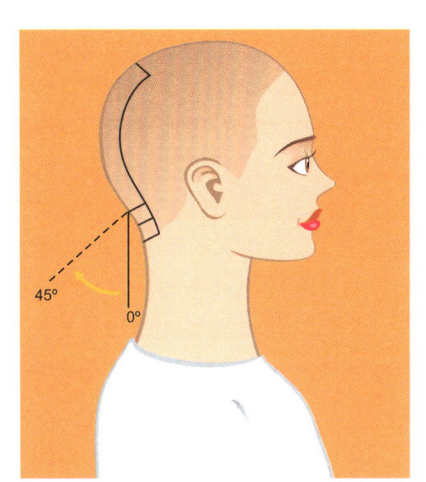

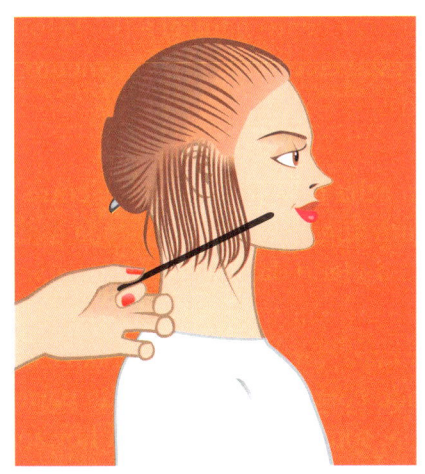

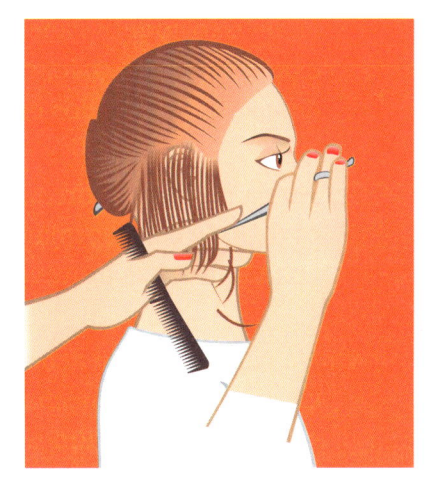

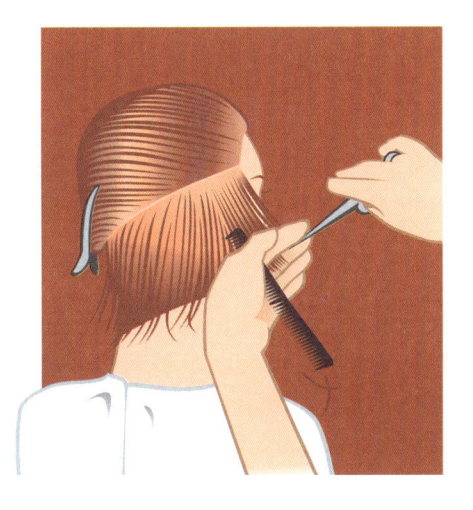

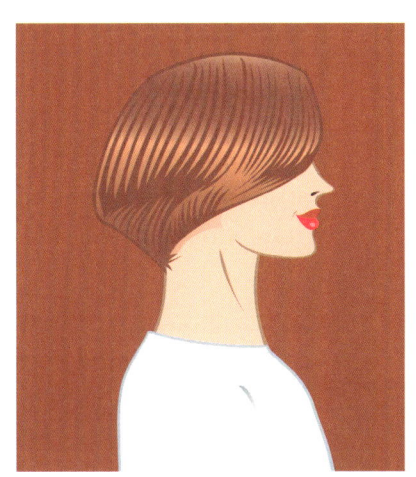

Corte curto em camada graduada
Linha vertical/horizontal/diagonal para trás (picotado)
Ângulo: 90°

1°) Divida os cabelos observando a variação das linhas:
   a. Nuca em linhas verticais;
   b. Laterais em diagonal para trás;
   c. Parte posterior da cabeça em linhas horizontais;
   d. Topo diagonal para trás.

2°) Inicie pela nuca. Deixe a cabeça reta, posicione as mãos segurando a mecha com os dedos paralelos, seguindo a linha da divisão com os cabelos em caimento natural a 0°. Tesoura e pente na outra mão, corte estabelecendo o comprimento desejado e a base dos cabelos;

3°) Ainda na nuca, retire uma mecha na vertical, segure entre os dedos e corte formando um ângulo de 90°. Proceda assim criando mechas móveis uma do lado da outra, em linha vertical;

4°) Na parte posterior acima da nuca, faça uma divisão horizontal. Corte a primeira mecha, tendo como guia a última da parte superior da nuca. Em seguida, solte mechas finas na horizontal e corte até o meio da cabeça, elevando à projeção de 45°;

5°) Nas laterais e no topo, divida de orelha a orelha e subdivida em linhas diagonais para trás. Solte uma mecha, posicione em caimento natural a 0°. Integre a parte anterior com a parte posterior da cabeça. As demais mechas devem ser cortadas mantendo elevação até 45°;

6°) Faça a checagem do corte posicionando o cabelo no direcionamento das linhas e retirando possíveis pontas. Dê leveza aos cabelos com a ponta da tesoura, para produzir picotes, eliminando fios dentro das mechas e proporcionando ao corte um acabamento perfeito.

Unidade 4 - Técnicas de corte de cabelo

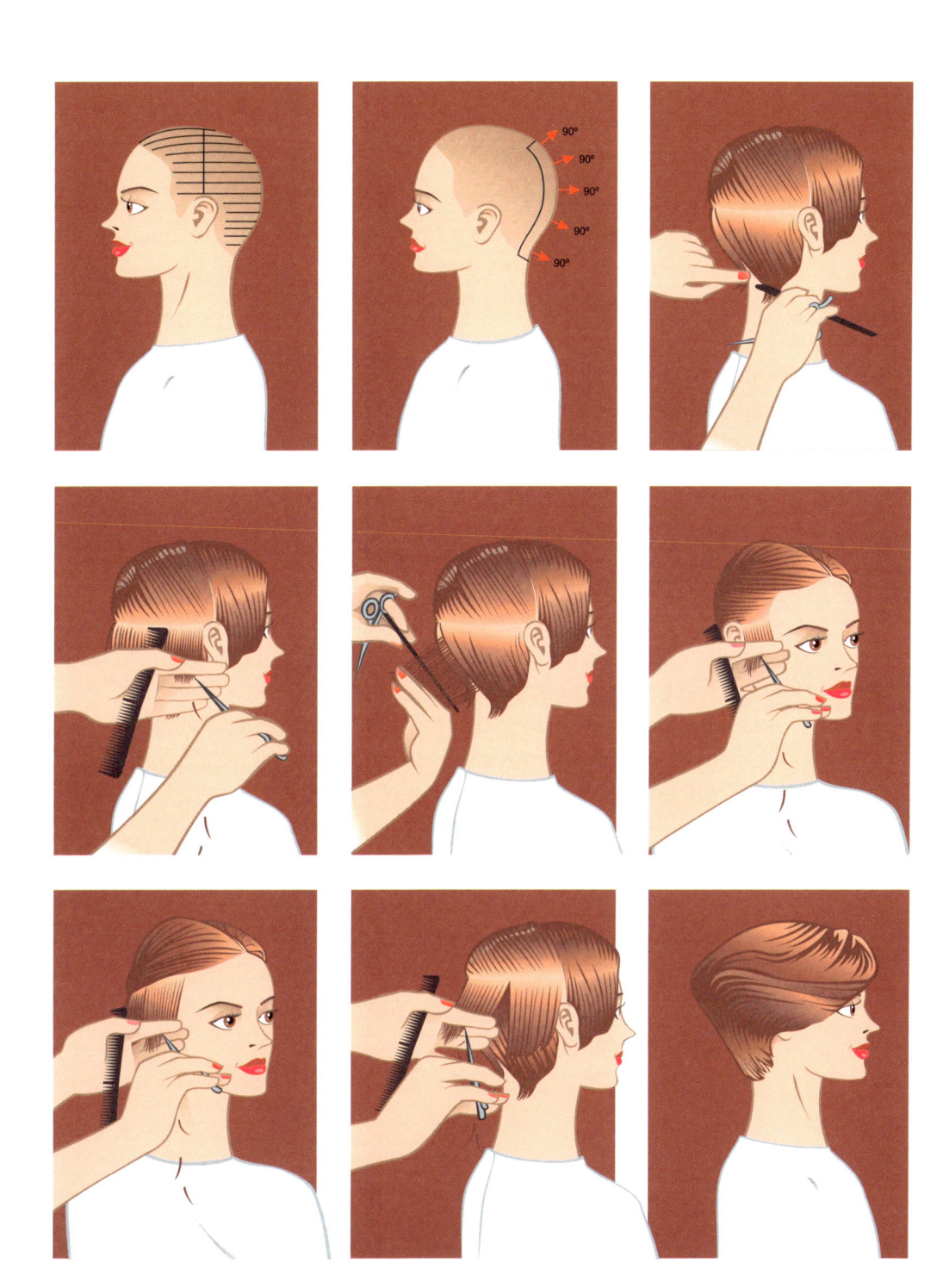

Corte em camada
Linha: horizontal
Ângulo: 90°

1º) Divida os cabelos de orelha a orelha e prenda a parte anterior. Já com a posterior, faça uma divisão de três partes em linha vertical do topo à nuca;

2º) Inicie o corte pelo meio da parte posterior da cabeça, subdividindo essa mecha e elevando a 90°. Com os dedos paralelos, segure a mecha e corte. Ela servirá como guia para as demais. Proceda da mesma forma com as outras duas divisões;

3º) A parte anterior deverá ser dividida em três. A frontal, dividida no meio das sobrancelhas, em linha horizontal. Prenda as laterais. Feito isso, pegue a mecha guia do topo da cabeça, eleve e junte com uma mecha fina da subdivisão frontal. Corte até concluir toda a frente. Nas laterais, siga a mesma sequência da parte posterior. Isto é, utilizando a mecha guia do topo da cabeça, você deve subdividir e elevar os cabelos a 90°, cortando até concluir as laterais;

4º) Traga os cabelos para a frente do rosto. Estabeleça a altura que deseja para a franja, segure e corte na horizontal a 0°. Isso deverá ser feito nas laterais e nas pontas da parte posterior;

5º) Finalize medindo as camadas de forma oposta e retire as pontas que possam aparecer.

Unidade 4 - Técnicas de corte de cabelo

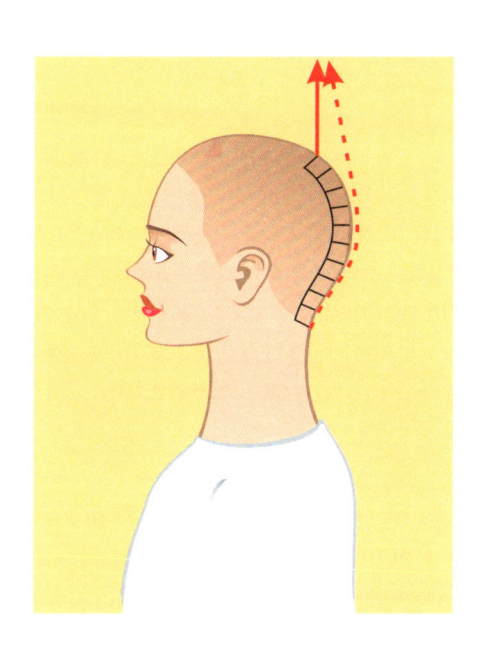

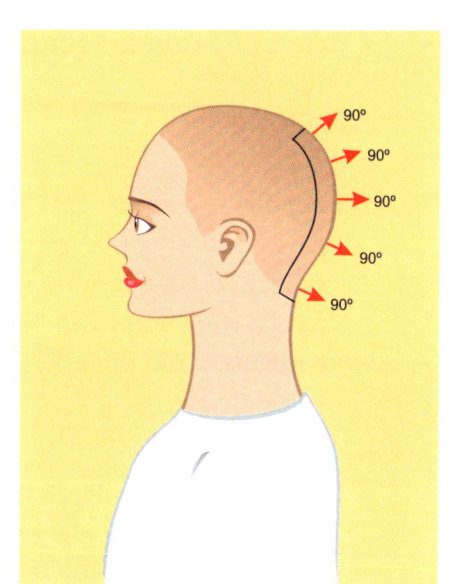

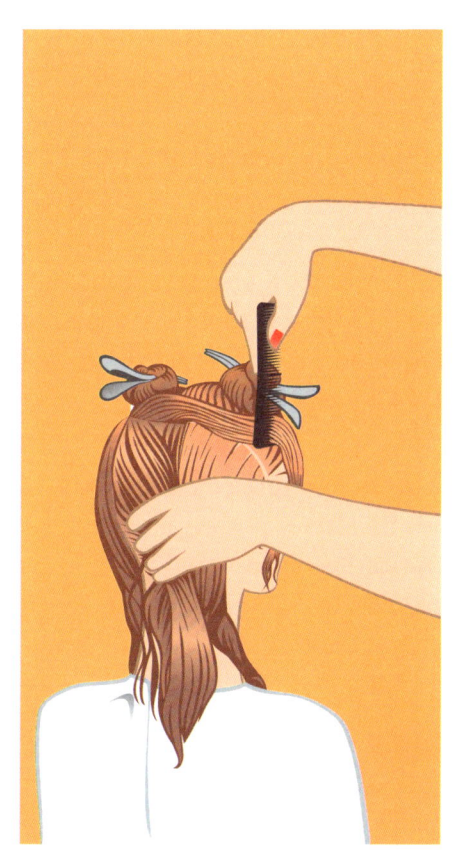

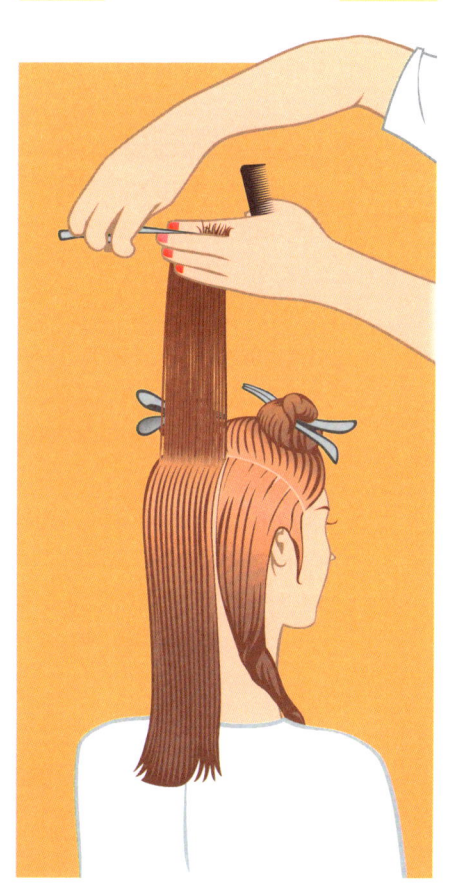

Corte em camadas longas
Linha: vertical
Ângulo: 90°

1º) Penteie os cabelos em caimento natural. Faça uma divisão na parte frontal em V, retirando uma pequena mecha do topo da cabeça. Com a largura medida no meio da sobrancelha, traga para a frente do rosto. Segure o cabelo com os dedos indicador e médio, posicionando a palma da mão voltada para fora, na vertical, e corte;

2º) Retire outra mecha da parte da nuca, na altura do osso occipital, e traga para a frente do rosto. Encontre com a mecha anterior e corte estabelecendo o comprimento que o cabelo irá ter. Essa mecha da frontal será sua guia, ela é uma mecha fixa. Ou seja, todo o cabelo será trazido até ela e cortado à sua sombra;

3º) Laterais: divida em mechas finas, na vertical, conforme a primeira mecha para a frente do rosto. Corte sempre na sombra da mecha guia;

4º) Retire outra mecha da frontal, conforme a primeira, junte-a à mecha guia e corte. Proceda dessa forma sempre dividindo uma mecha, trazendo para a frontal, encontrando a mecha guia e cortando na medida da outra;

5º) Ao final, divida os cabelos de orelha a orelha e do meio da cabeça à nuca. Junte os cabelos da lateral posterior direita e confira se há pontas a serem retiradas. Faça isso do outro lado. Traga todo o cabelo para a frente do rosto e verifique a franja e as laterais, deixando tudo certinho, sem pontas sobrando.

Unidade 4 - Técnicas de corte de cabelo

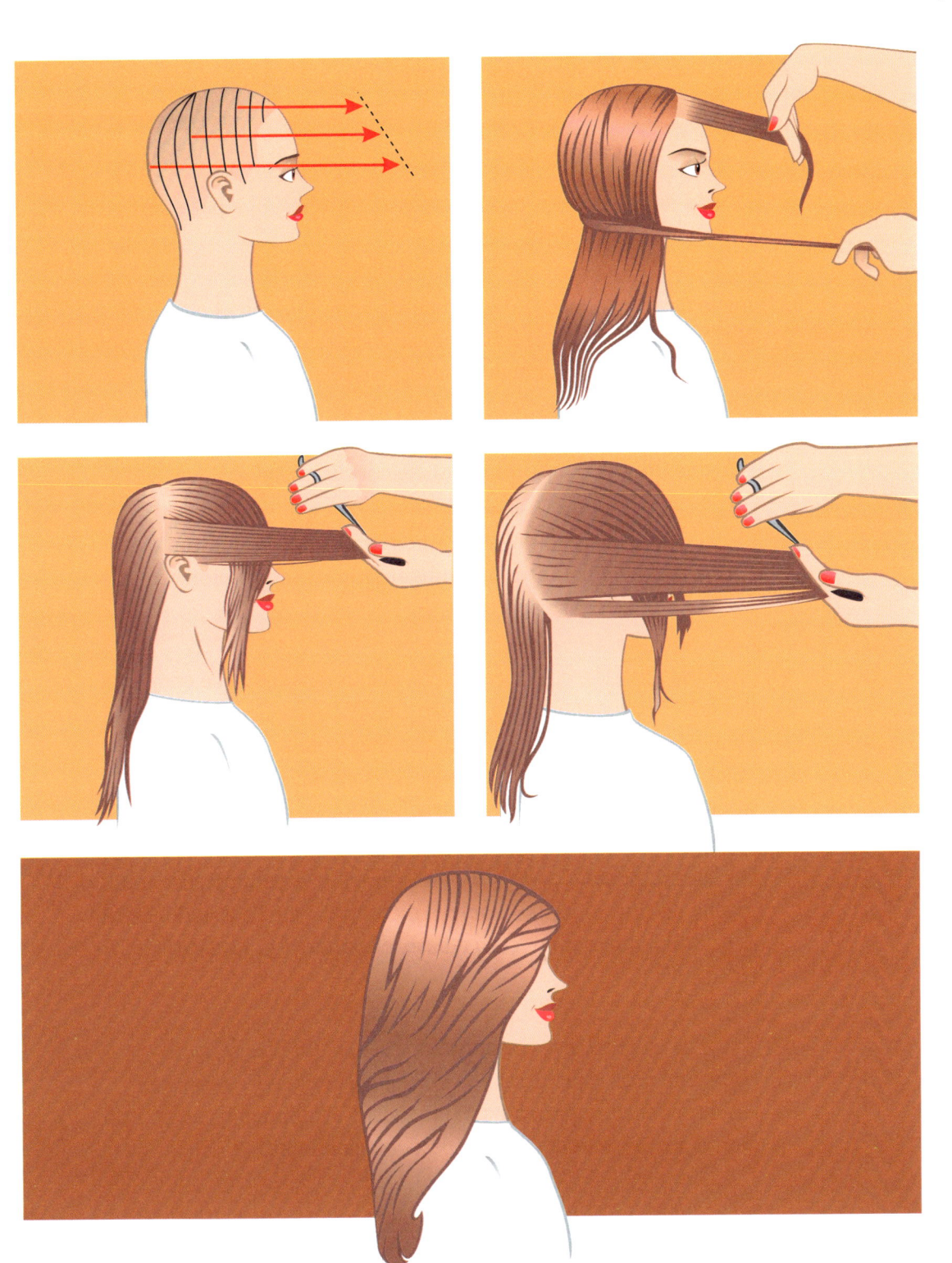

Corte curto em camadas graduadas
Linha horizontal e vertical
Ângulos: 45° e 90°

1º) Divida os cabelos em parte posterior, na vertical, e parte anterior e topo, na horizontal;

2º) Inicie o corte pela nuca, fazendo uma linha horizontal na altura do occipital. Retire uma mecha fina na vertical, segure entre os dedos polegar e médio, posicionando a 90° em relação ao couro cabeludo, e corte. Essa mecha servirá de guia para as demais, ela é móvel. Retire outra mecha vizinha à primeira, junte-as e corte à sombra de sua guia. Repita o procedimento até concluir a nuca;

3º) Do occipital ao topo da cabeça, repita o procedimento iniciando com a mecha guia anterior, aumentando o comprimento apenas um pouco para dar proporção;

4º) Na parte anterior, com a cabeça da cliente reta, comece com uma divisão horizontal no topo e eleve até 90°. Estabeleça uma mecha guia tomando como base a anterior. Siga com as subdivisões, juntando com a guia e cortando à sua sombra. Conclua toda a frontal e prenda;

5º) Na lateral, penteie os cabelos em caimento natural. Retire uma mecha na horizontal, estabeleça o comprimento desejado e corte a 0°. Subdivida e junte com a base, elevando a graduação do corte a 45°;

6º) Traga os cabelos para a frente do rosto e observe se os comprimentos estão alinhados. Finalize checando as pontas. Crie um desenho para a nuca fazendo o acabamento, de acordo com o gosto e a anatomia do pescoço da cliente.

Unidade 4 - Técnicas de corte de cabelo

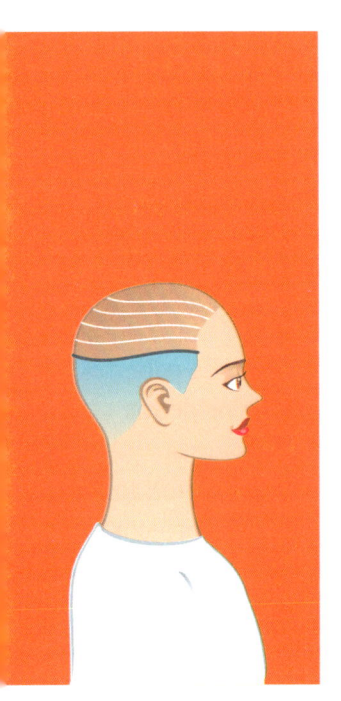

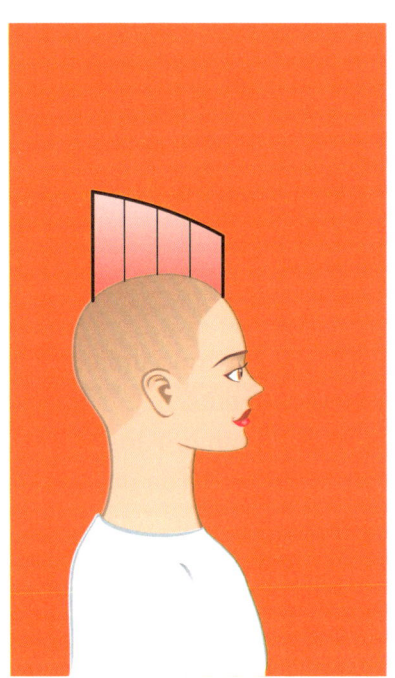

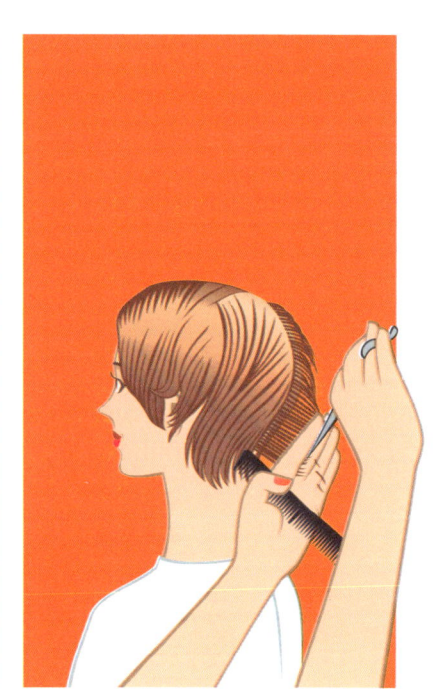

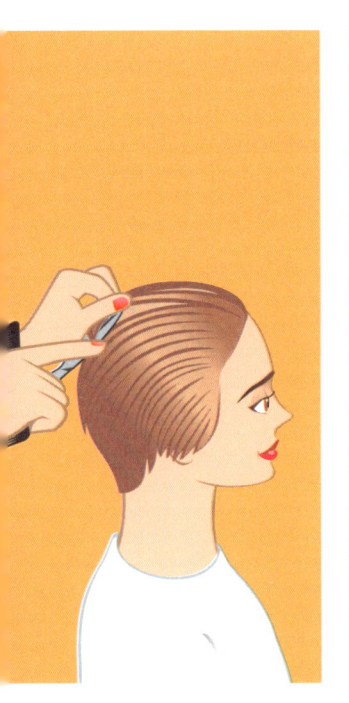

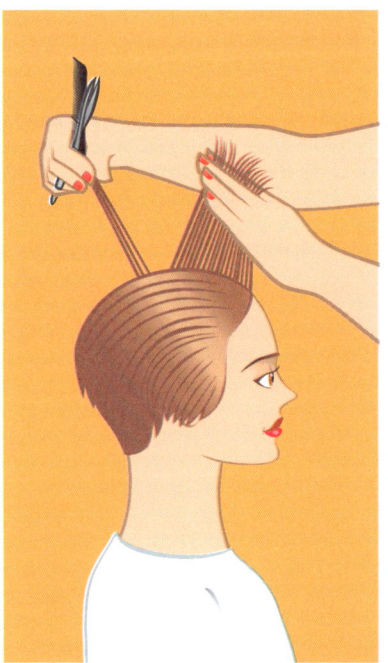

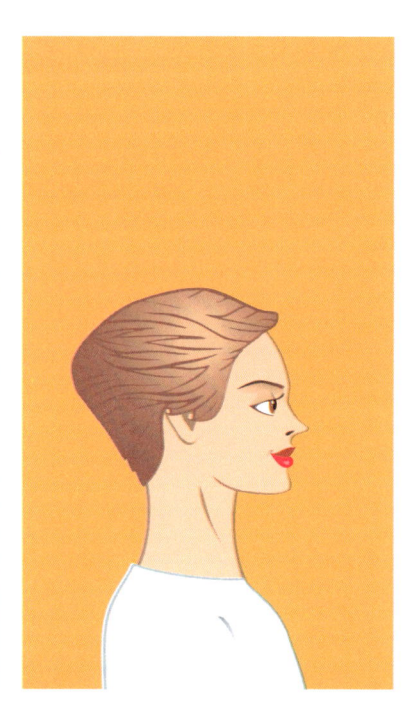

Corte curto em camadas constantes
Linha: vertical
Ângulo: 90º

1º) Divida os cabelos em linhas finas, na vertical, por toda a cabeça de forma que as divisões contornem a forma arredondada da cabeça;

2º) Inicie o corte pela nuca, soltando uma das divisões com a cabeça da cliente inclinada para frente. Segure a mecha entre os dedos indicador e médio e corte em um ângulo de 90º. Tenha essa mecha como guia, trabalhando da nuca até a frontal, mantendo o ângulo a 90º de forma constante. Realize esse procedimento em todas as divisões;

3º) Ponha os cabelos da parte anterior para a frente do rosto e corte acertando para que as laterais e a franja fiquem bem finalizadas. Verifique todo o corte, juntando as mechas de maneira oposta à que foi cortada. Retire as pontas que surgirem;

4º) Faça o acabamento da nuca de acordo com a anatomia do pescoço da cliente;

5º) Utilize a ponta da tesoura para picotar as pontas dos cabelos, afinando seu contorno para dar leveza ao corte.

Unidade 4 - Técnicas de corte de cabelo

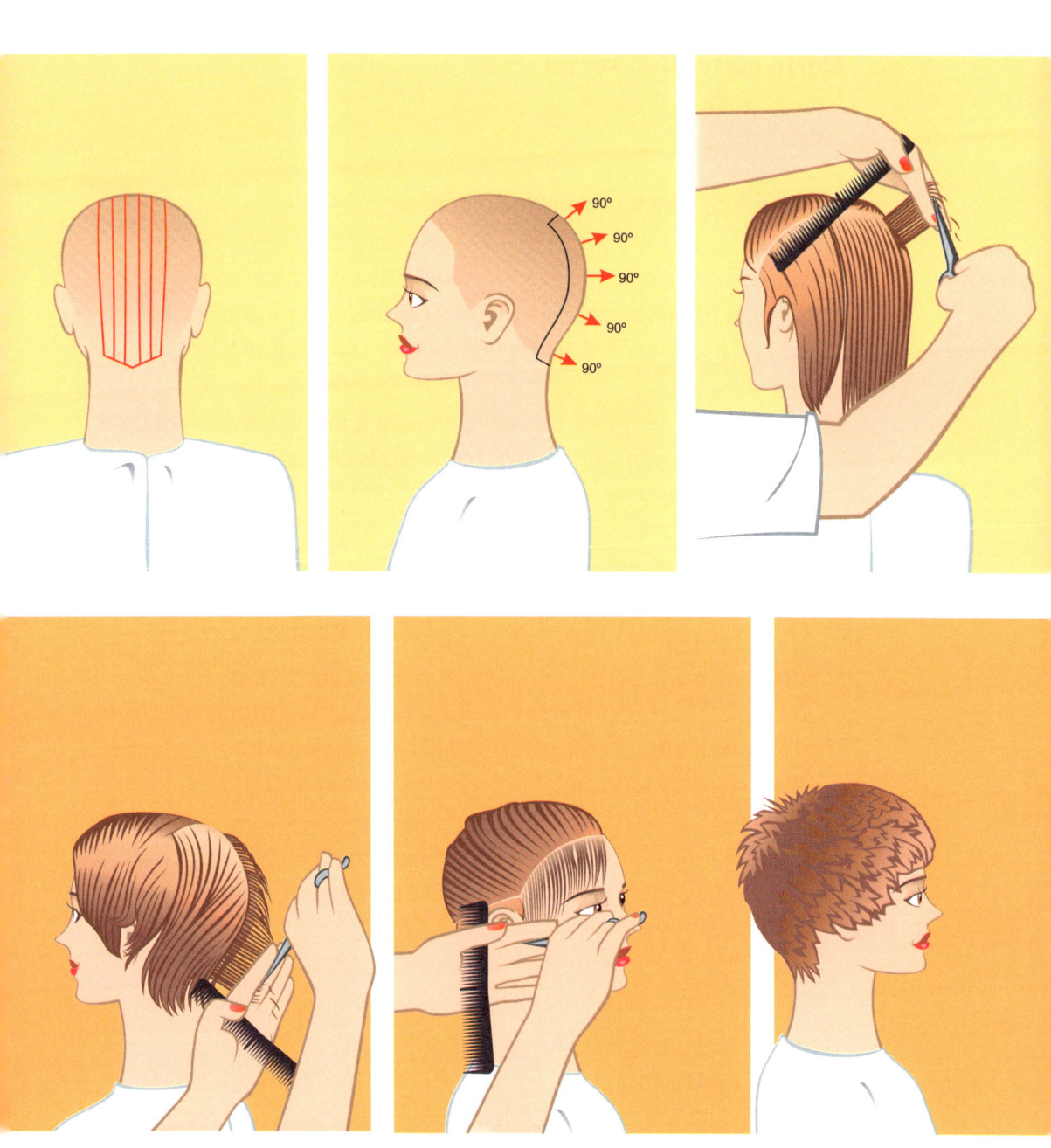

90°
90°
90°
90°
90°

Corte masculino social
Linha: vertical
Ângulos: 0° a 90°

1º) Divida os cabelos conforme o gráfico;

2º) Inicie o corte pela nuca, vá retirando divisões finas na vertical. Corte a primeira mecha com dois centímetros de altura. Ela servirá de guia. Para cortar toda a nuca, utilize a mecha guia;

3º) Na parte posterior da cabeça, acima da nuca, subdivida em duas partes. Corte a primeira divisão com três centímetros de altura. Já a segunda, com 4 cm de altura até o topo da cabeça;

4º) Subdivida as laterais em duas partes. Corte a primeira divisão com 2 cm de altura e a segunda, com 3 cm de altura;

5º) Frontal: pegue como mecha guia a última subdivisão deixada no topo da cabeça, venha cortando por ela até a última mecha da parte frontal. Feito isso, traga toda a divisão para a frente do rosto e corte as pontas, deixando-as em linha convexa;

6º) Confira todo o corte retirando possíveis pontas. Finalize com o acabamento da nuca, o contorno do pescoço e as orelhas, de acordo com o gosto do cliente.

Atenção!

Utilize a navalha para o acabamento, retirando os pelos ao redor do contorno da nuca e das orelhas.

Unidade 4 - Técnicas de corte de cabelo

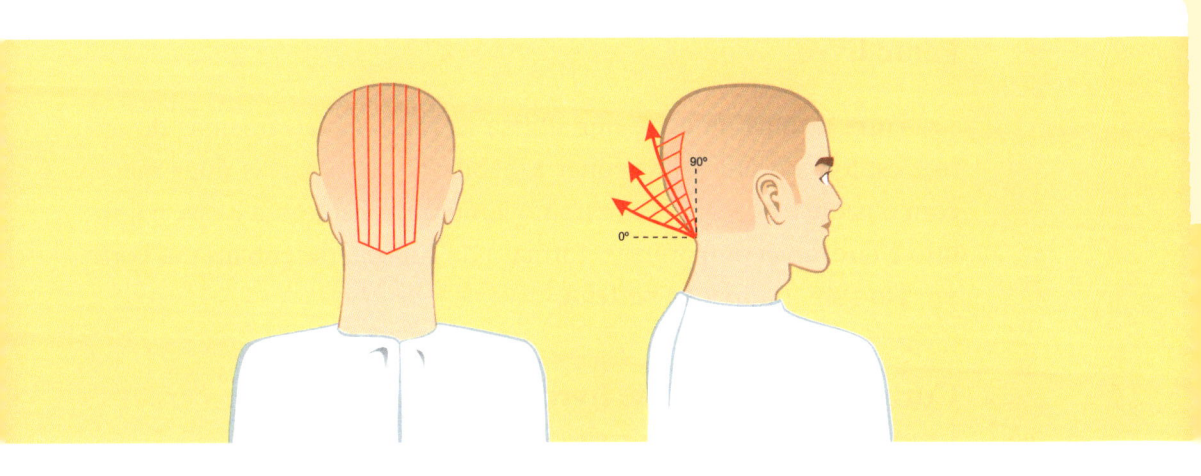

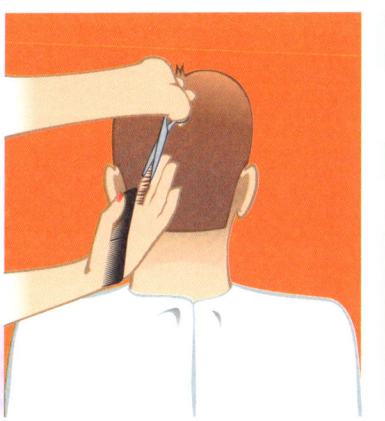

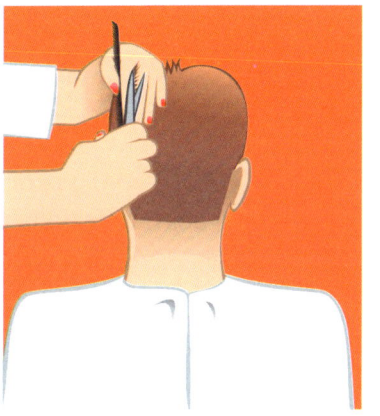

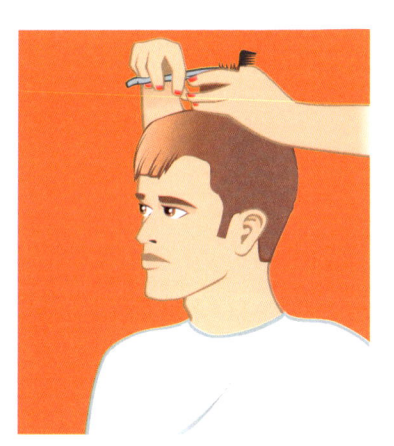

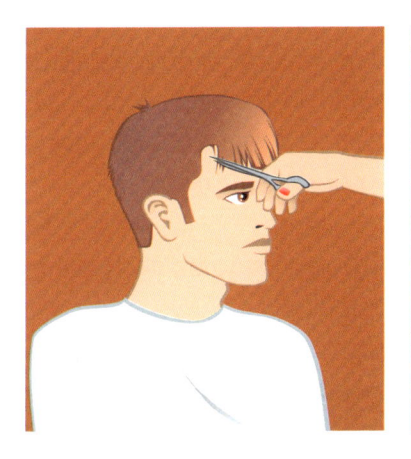

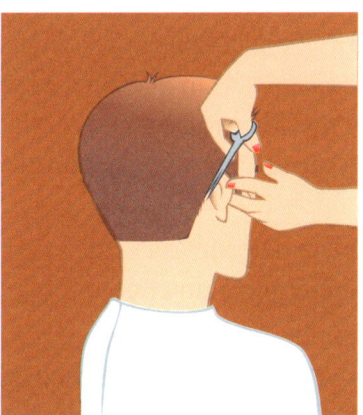

Pente livre

Uma técnica de corte que utiliza as mesmas ferramentas de outros estilos. Porém, essa requer a habilidade de usar as duas mãos, com o pente e a tesoura, ao mesmo tempo. Essa sintonia e esse equilíbrio é que, ao acompanhar o formato da cabeça, desenham um corte preciso com graduação perfeita.

Corte masculino pente livre
Linha: Horizontal
Ângulos: 0° a 90°

1º) Inicie o corte pela nuca. Posicione pente e tesoura nas mãos, trabalhando em graduação;

2º) Suspenda a mecha a ser cortada com o pente e, sobre ele, a tesoura, cortando os cabelos presos nos dentes do pente. As mechas a serem cortadas devem ser posicionadas com o pente reto em relação ao couro cabeludo. No momento do corte, a mão e a tesoura devem caminhar juntos, evitando possíveis lacunas que vão parecer buracos;

3º) O mesmo procedimento será realizado nas laterais;

4º) Do topo da cabeça até a frontal, deve-se cortar utilizando as medidas de 2 cm a 4 cm de altura, dependendo do gosto do cliente. Estabeleça a medida e use-a como mecha guia para cortar a parte frontal. Traga o cabelo para a frente do rosto e corte em linha convexa;

5º) Faça o design da costeleta conforme o estilo do corte e a preferência do cliente;

6º) Finalize conferindo todo o corte e fazendo o acabamento da nuca, realizando o contorno do pescoço e das orelhas, de acordo com a anatomia do cliente.

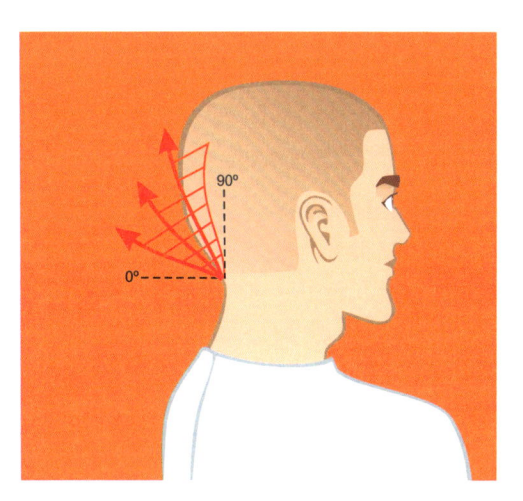

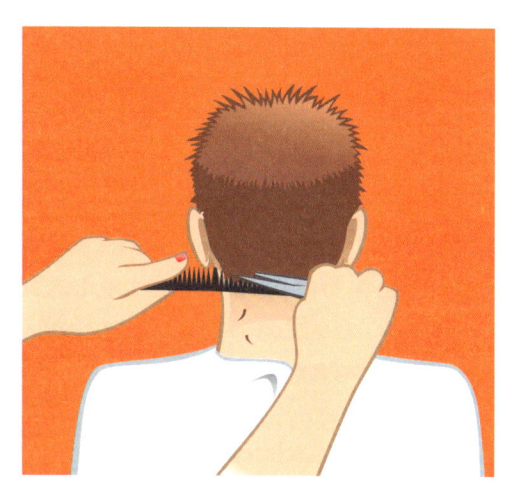

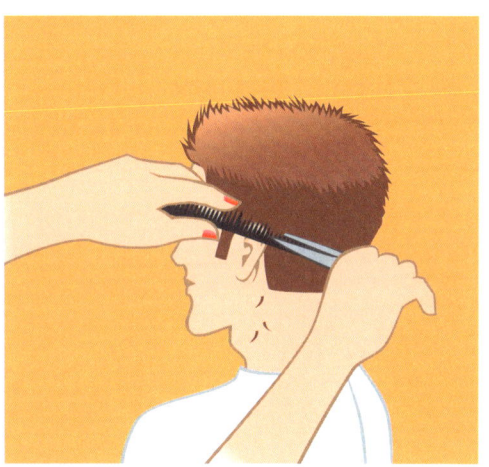

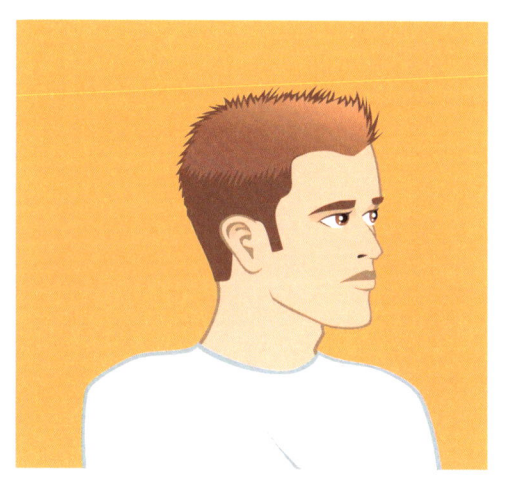

Dica!

A costeleta masculina pode ser quadrada, alongada ou triangular. A quadrada vai do canto externo do olho para o canto interno da orelha. A alongada, do meio do nariz ao canto interno da orelha. Já a triangular segue o contorno de nascimento do cabelo até o lóbulo da orelha. Há um outro tipo de costeleta, a de ponta, chamada de unissex, porque pode ser usada tanto em homens quanto em mulheres. Elas, inclusive, usam mais. Começa do canto interno da orelha para o canto da boca.

Corte com máquina

1º) Inicie o corte pela nuca, utilizando o pente nº 2, levando até a altura de 4 cm, que equivale à altura do meio da orelha. Troque o pente para o de nº 3 e corte aproximadamente mais 3 cm. Ainda na parte posterior da cabeça, entre os ângulos de 45º e 90º, corte utilizando os pentes nº 4, 5, 6 ou, ainda, de tesoura, conforme o gosto do cliente. Corte essa região até a frontal;

2º) As laterais devem ser cortadas com os pentes nº 2, com altura de 2 cm, e nº 3, por mais 3 cm da extensão lateral da cabeça;

3º) Faça a conexão das laterais com o topo da cabeça, preservando o seu formato. Utilize a navalha ou a máquina para acabamento do contorno das orelhas e do pescoço.

Unidade 4 - Técnicas de corte de cabelo

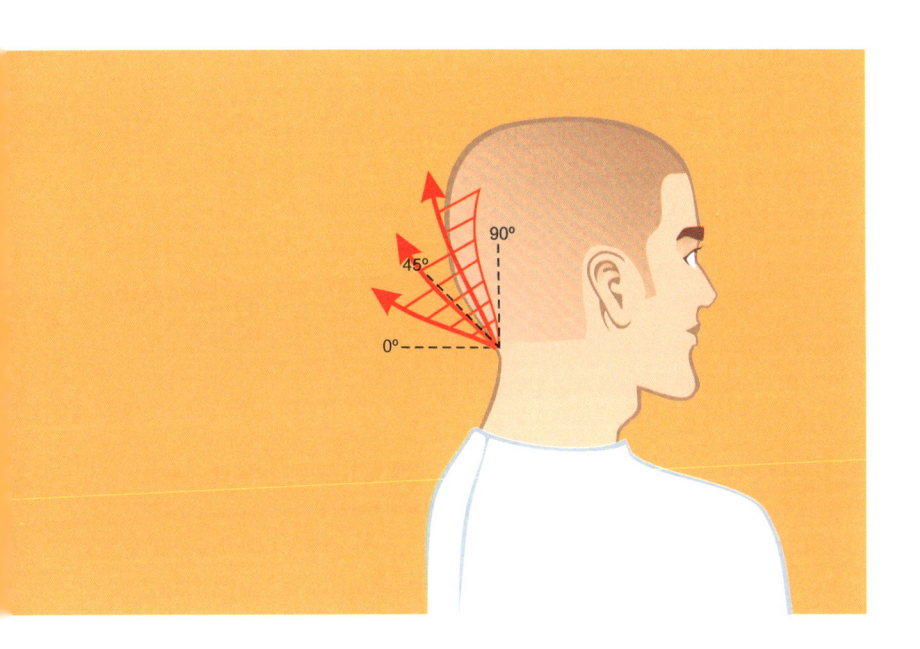

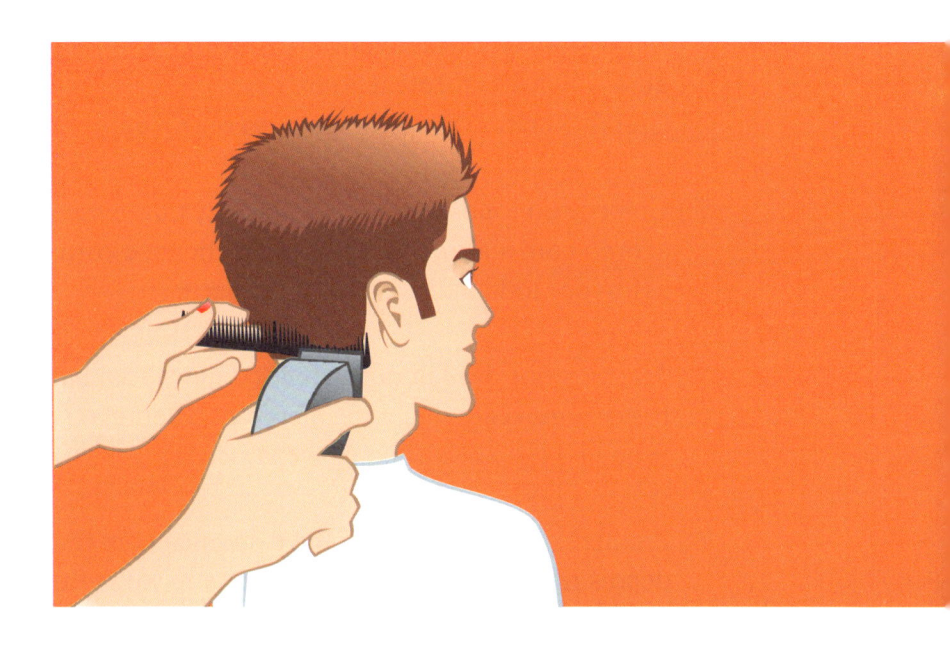

Corte clássico com tesoura
Linha horizontal e diagonal para trás
Linha para o corte diagonal para trás/horizontal/convexa
Ângulos: 0°, 45° e 90°

1º) Divida o cabelo. Com a cabeça inclinada, trace uma divisão horizontal e vertical na nuca em uma altura de aproximadamente 2 cm;

2º) Inicie o corte pela nuca e estabeleça uma mecha guia na vertical. Com os dedos paralelos, segure a mecha e corte graduando de acordo com a altura desejada pelo cliente;

3º) Divida mais uma extensão de cabelos, em diagonal para trás, como antes. Segure a mecha selecionada e corte aumentando sua graduação até 45°. Proceda usando a primeira mecha como guia, aumentando gradualmente o comprimento e cortando até chegar ao topo da cabeça;

4º) Nas laterais, retire uma mecha inicial na vertical, que será sua guia. Corte conforme feito na parte posterior até terminar toda a lateral. Repita o procedimento do outro lado;

5º) Comece no topo da cabeça. Estabeleça uma mecha guia de acordo com a altura desejada pelo cliente e corte a 90°. Proceda assim por toda parte frontal da cabeça;

6º) Traga os fios das laterais e do topo da cabeça para a frente do rosto, removendo o comprimento excedente a 0°, deixando a forma na testa em linha convexa;

7º) Finalize o contorno da orelha e da nuca com tesoura e depois retire o excesso de pelo com a navalha ou máquina de acabamento.

Unidade 4 - Técnicas de corte de cabelo

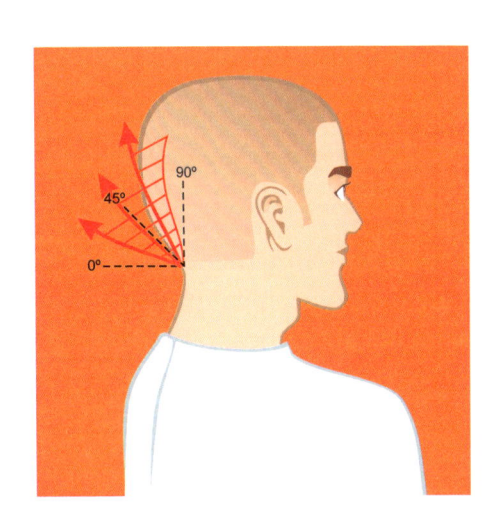

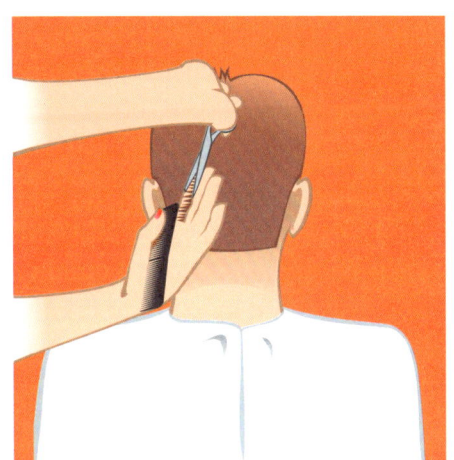

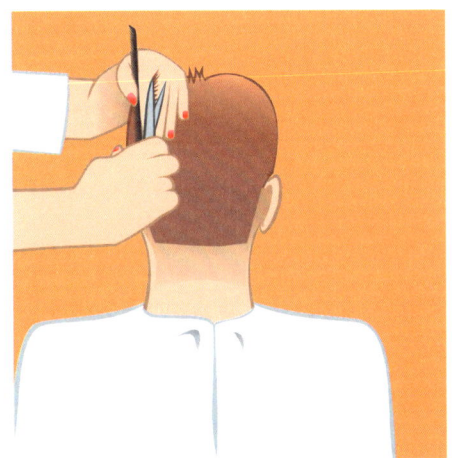

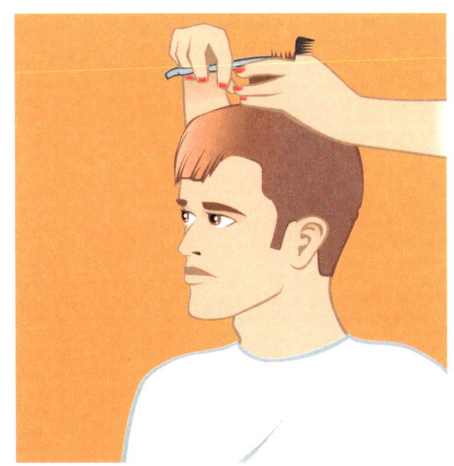

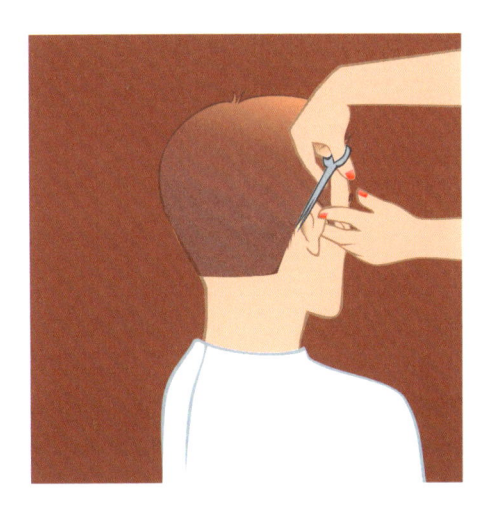

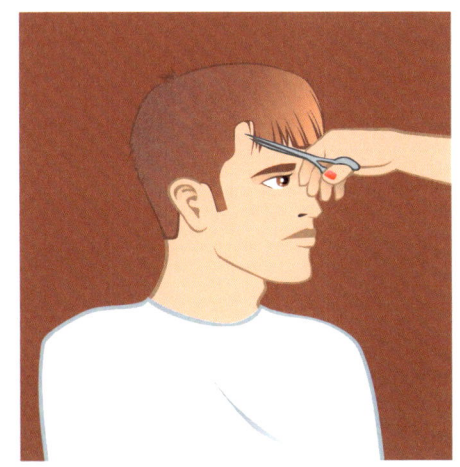

95

Corte surfista

Linhas para divisão: linha côncava, horizontal
Linha para o corte: horizontal, vertical
Ângulos: 0° a 45°

1º) Com a cabeça reta, trace uma divisão aproximadamente 2 cm acima da orelha e 4 cm da nuca até o osso occipital (na parte traseira e inferior do crânio). Assim, a cabeça ficará dividida em duas partes que vamos chamar: 1, parte inferior da cabeça; e 2, parte superior;

2º) Inicie o corte pela parte inferior da cabeça (divisão 1), estabeleça uma mecha guia e, na vertical, segure a mecha presa aos dedos. Corte em graduação de 0° a 45° por toda área da divisão;

3º) Solte o cabelo da divisão 2 (parte superior da cabeça) e distribua o cabelo em caimento natural. Sobre a divisão 1, corte na horizontal na altura da divisão com dedos paralelos a 0°;

4º) Traga os cabelos da parte frontal para a frente do rosto e corte na horizontal a 0°;

5º) Faça o acabamento do contorno da cabeça, nuca e orelha, com a tesoura retirando possíveis sobras de fios. Depois, refaça o acabamento com a navalha ou máquina de acabamento.

Unidade 4 - Técnicas de corte de cabelo

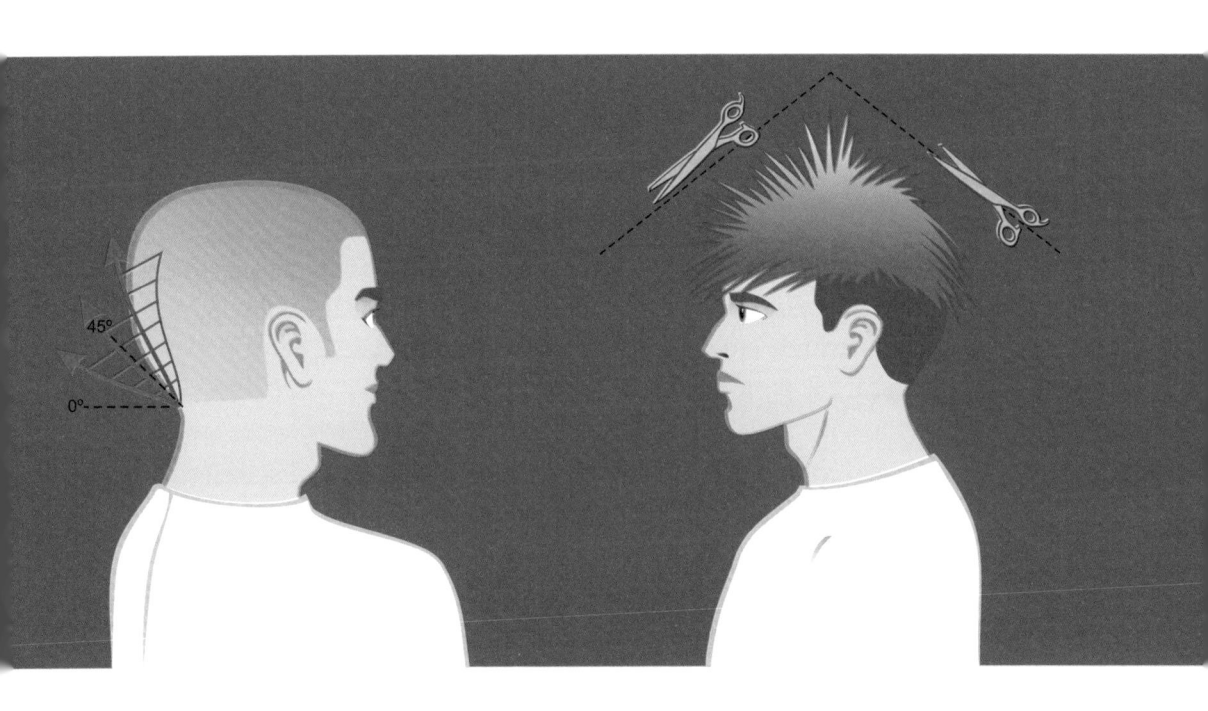

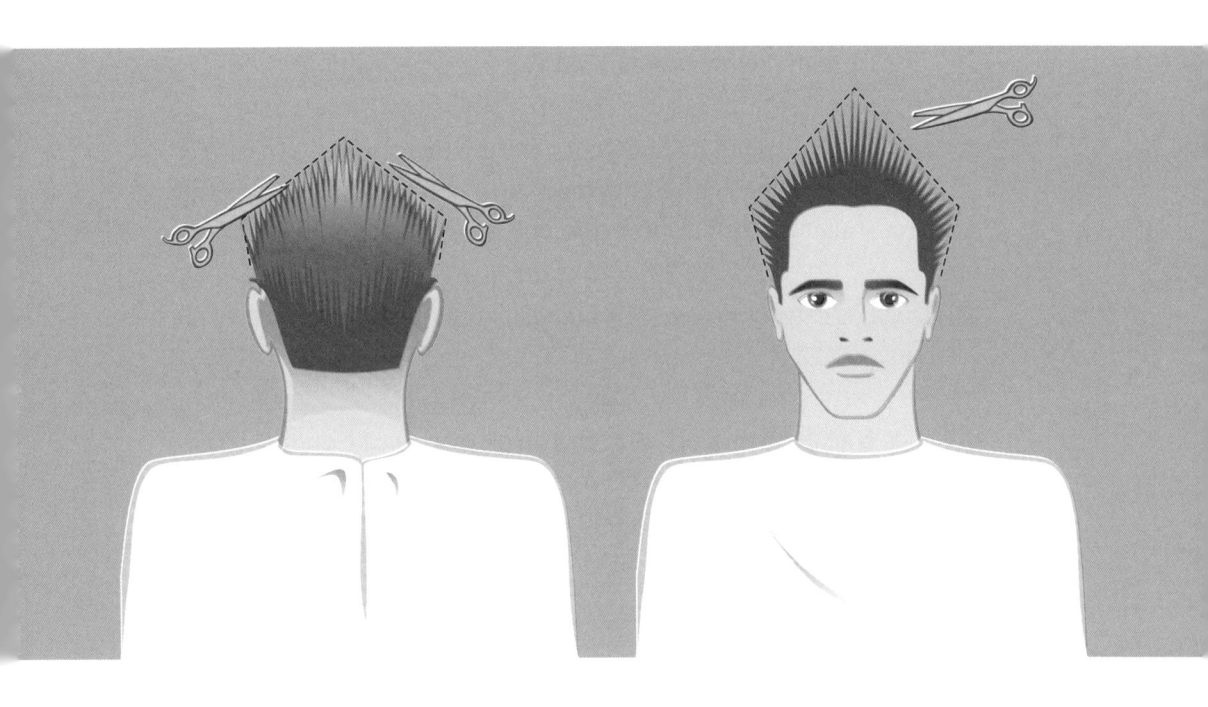

Corte surfista com máquina
Linha para divisão: horizontal/vertical
Linha de corte: horizontal/vertical/convexa
Ângulos: 0º a 90º

1º) Com a cabeça reta, trace uma divisão dos cabelos aproximadamente 2 cm acima da orelha e 4 cm da nuca até o occipital. Assim, a cabeça ficará dividida em duas partes que vamos chamar: 1, parte inferior da cabeça; e 2, parte superior;

2º) Inicie o corte pela parte inferior da cabeça (divisão 1). Estabeleça uma subdivisão de aproximadamente 2 cm e, com a máquina de corte em graduação baixa, corte essa área. Subdivida novamente e mude o pente da máquina para uma numeração um pouco maior. Use essa sequência até concluir a primeira divisão;

3º) Solte o cabelo da divisão 2, parte superior da cabeça, e distribua em caimento natural e sobre a divisão 1. Corte na horizontal, na altura da divisão, com dedos paralelos a 0º;

4º) Leve todo o cabelo da divisão 2 a 90° e corte conforme mostra a ilustração, mantendo a sequência de 0º a 90º, conforme a elevação, para atingir a distribuição e caimento do cabelo;

5º) Traga os cabelos da parte frontal para a frente do rosto e corte na horizontal a 0º;

6º) Faça o acabamento do contorno da cabeça, nuca e orelha, com a tesoura retirando possíveis sobras de cabelos. Depois, refaça o acabamento com a navalha ou máquina de acabamento.

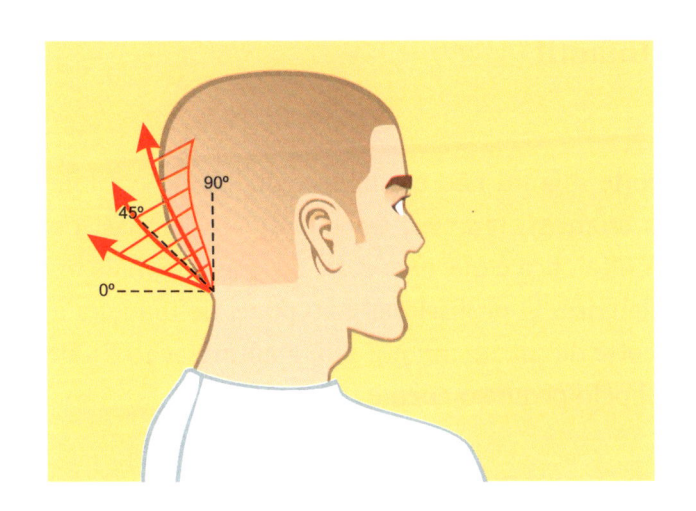

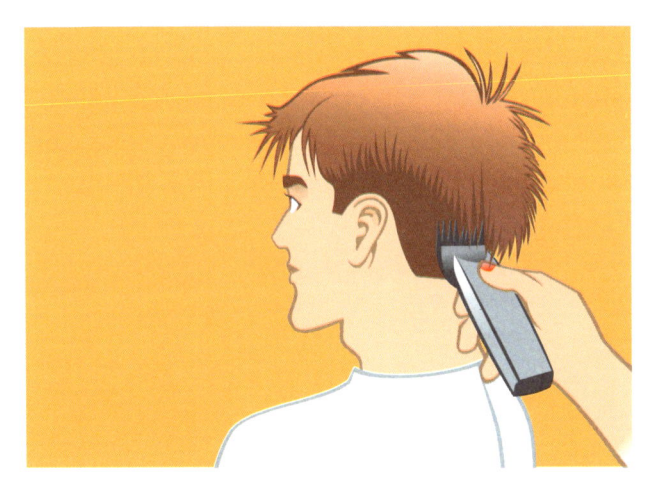

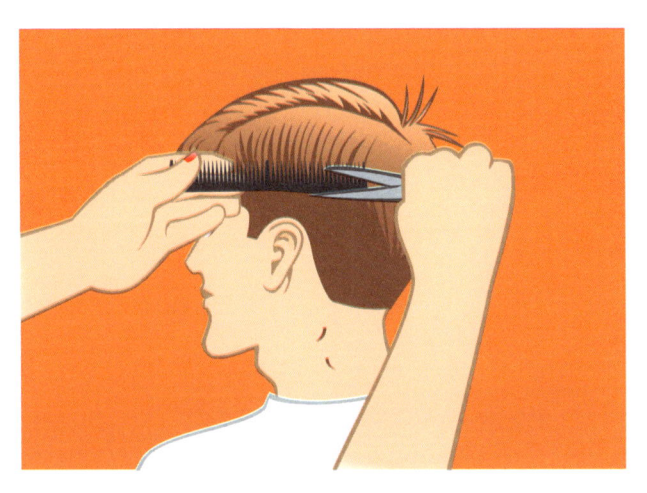

Unidade 4 - Técnicas de corte de cabelo

Corte Infantil

O corte infantil não é diferente do adulto em relação à técnica. Com as crianças, também trabalhamos as linhas, os ângulos e os graus. A diferença é que esse corte exige ainda mais responsabilidade do cabeleireiro. O profissional não pode, de maneira alguma, executar um corte de cabelo infantil sem a autorização e a presença do responsável pelo pequeno cliente.

Além disso, é preciso criar um espaço divertido, funcional e lúdico para receber essa clientela. O bom senso também é mais que bem-vindo. É preciso evitar cortes sensuais para meninas e muito formais para os meninos. Para não errar, basta ter em mente que a infância é uma fase única da vida, por isso respeite a faixa etária da criança e procure se atualizar das tendências de cortes infantis.

Atividade

Aplique os conhecimentos adquiridos ao longo desta unidade nos exercícios que seguem. Bom trabalho!

Os passos a seguir levam o profissional a planejar e executar o corte de cabelo. Elabore um projeto de corte, avaliando os pontos:

1º) A escolha do design – Refere-se ao desenho que será feito nos cabelos, o modelo dado ao corte. Observe o tipo do rosto, do pescoço, dos ombros, a atividade profissional exercida pelo cliente, o gosto dele e seu tipo de cabelo.

2º) Linha de corte – Dependendo do observado anteriormente, veja se a linha escolhida é compatível com o perfil do cliente. Se a pessoa for mais formal, linha na horizontal; se divertida, busque as linhas verticais ou diagonais. Se preferir, misture as linhas e atenda ao pedido do cliente.

3º) Ângulo – Relacionado diretamente à linha escolhida.

4º) Distribuição – Penteie os cabelos observando a direção do caimento natural. Veja a altura da nuca, o frontal e o tipo de cabelo.

5º) Divisão – Divida e subdivida os fios, depois prenda, preparando para o corte.

6º) Execução – Corte na estrutura escolhida, faça o acabamento e finalize com a secagem.

COLEÇÃO BELEZA

Unidade
5

Secagem com escova e finalização

Nesta unidade, você estudará para desenvolver as seguintes competências:
- Interagir com os produtos e instrumentos de trabalho de modo preciso;
- Reconhecer a importância do conhecimento sobre a mecha guia;
- Dividir os cabelos corretamente, orientando-se pela mecha-guia;
- Finalizar com precisão o corte de cabelo e a escovação, utilizando as técnicas de acabamento e finalização para o corte.

Introdução

Quase tão importante quanto executar corretamente um corte é dar um bom acabamento ao cabelo que passou pela tesoura. É a finalização que vai revelar o corte no simples ato de pentear. Afinal, cabelos bem cortados resultam em penteados bem elaborados.

Outro aspecto que deve ser observado é a necessidade de orientar seu cliente sobre como manter a beleza desse cabelo. Indicar os melhores produtos, de acordo com o tipo de fio, e o tempo ideal para manutenção do corte – que geralmente é de dois meses – são diferenciais do profissional. E o cliente, não esqueça, agradece.

Pensando no assunto...

A escovação que faz o corte ou o corte que faz a escovação?

Instrumentos

Um bom resultado na modelagem com escova (brushing) depende de alguns conhecimentos do cabeleireiro. Ele deve saber as técnicas, a estrutura do fio, os produtos indicados conforme o tipo de cabelo e a escova correta.

Pode ser novidade para você, mas a escova tem várias funções. Além de massagear o couro cabeludo, ela serve para desembaraçar os cabelos, modelar, cachear, alisar e dar acabamento a um penteado. É ela a responsável pelo brilho dos fios na técnica de escovação.

Além disso, o sucesso do procedimento passa pela escolha da escova mais adequada para cada tipo de cabelo. E o que determina a finalidade desse instrumento é o formato e o tipo de cerda.

Tipos de escova

A escova deve estar de acordo com o tipo de fio que vai ser trabalhado: fino, médio ou grosso. Deve-se considerar também o objetivo para o qual aquela escova será utilizada. É a partir disso que o profissional saberá se o tipo de cerdas é o ideal para apenas desembaraçar os cabelos, fazer um acabamento, alisar ou modelar com cachos, por exemplo.

Um exemplo é a escova com cerdas de javali, que tem apenas uma altura de cerda e é indicada para cabelos finos ou fragilizados por ação de química. Como a cerda é macia, não agride o cabelo na hora da modelagem.

Fique sabendo

Brushing
Do inglês brushing, que significa "escovação". Brush significa "escova".

Unidade 5 - Secagem com escova e finalização

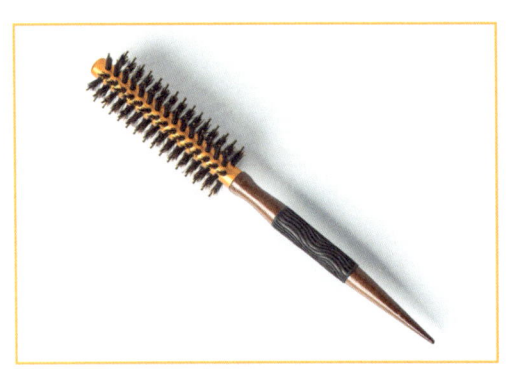

1. Esta escova tem dois tipos de cerda, uma delas é com uma bolinha nas pontas

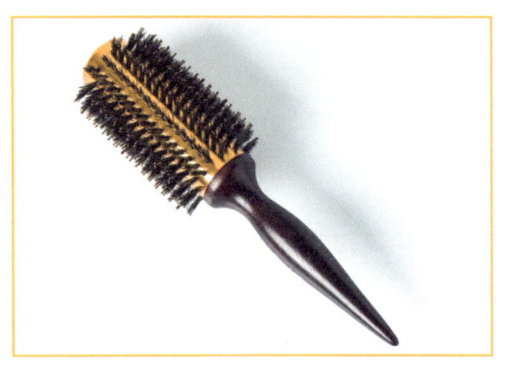

2. Este tipo de escova deve ser usado em cabelos de fios grossos

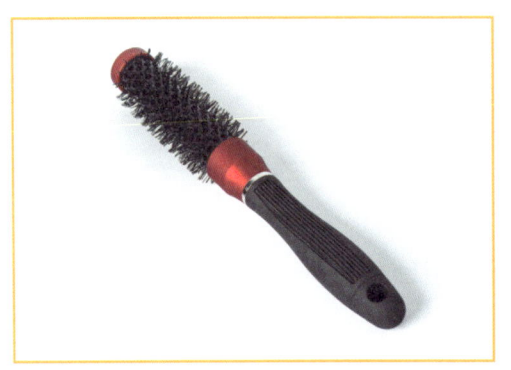

3. Esta, na figura acima, é uma escova de dupla altura com cerdas pretas. É indicada para todos os tipos de cabelo

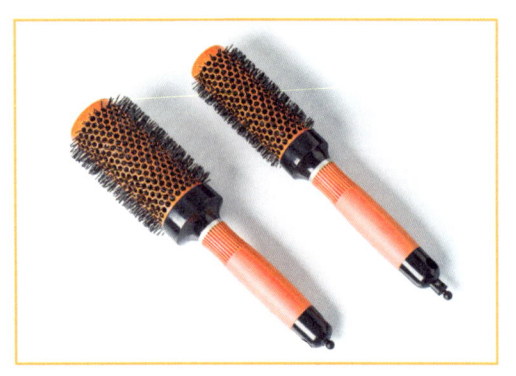

4. Escova com cerdas mistas e espaçadas é indicada para cabelos crespos ou afro-descendentes

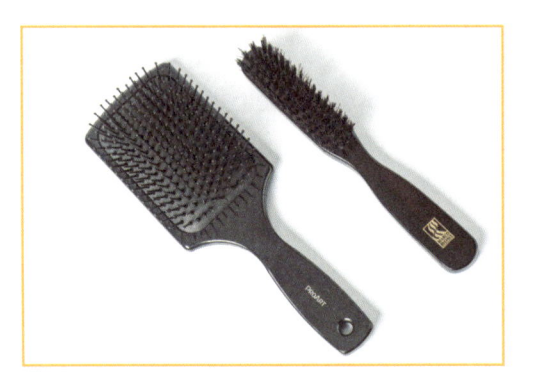

5. A escova de finalização pode ser usada para modelar os cabelos ou simplesmente dar movimento aos fios, além de servir para modelar cabelos curtos

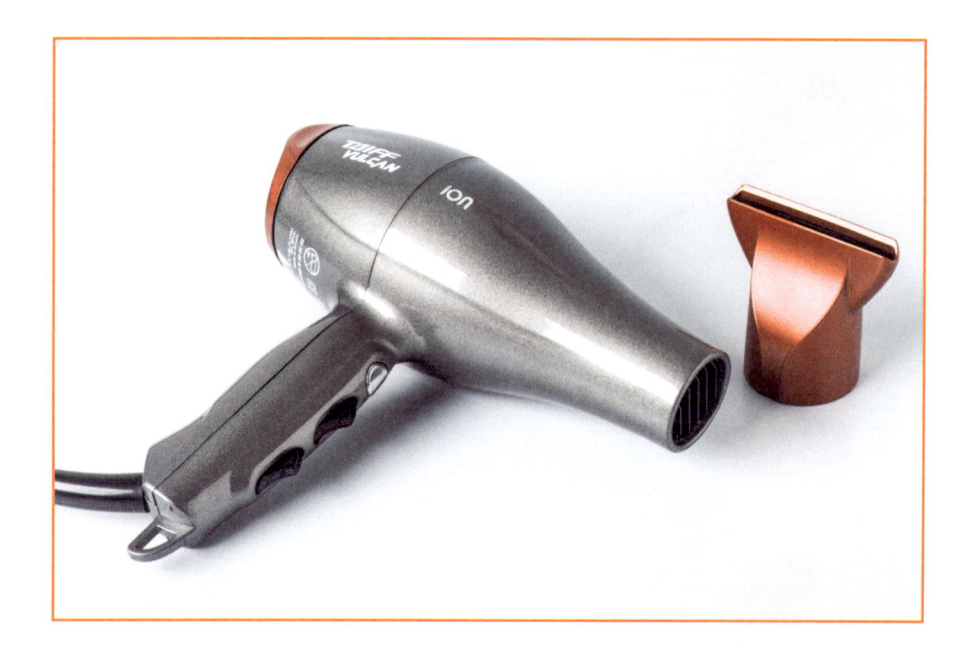

Secador

O secador é um dos mais importantes instrumentos de trabalho do cabeleireiro. Para prolongar a vida útil do aparelho, é necessário fazer a manutenção geral regularmente. Para isso, a parte traseira do secador deve ser removida da seguinte forma:

- Retire a tela;
- Limpe com uma escova pequena ou lave a tela;
- Verifique se há pó ou cabelo acumulado dentro e retire com uma escova de cerdas macias.

A preocupação com a limpeza do secador e a forma de guardá-lo são extremamente importantes, tanto para o profissional quanto para o cliente. Sem a tela, por exemplo, o cabelo do cliente pode ser sugado pela parte traseira do aparelho, já que essa é uma entrada de ar. Além do desconforto e do susto que essa situação causaria, esse incidente também poderia comprometer os fios afetados. Quando isso acontece, geralmente é necessário cortar a mecha do cabelo que ficou presa, o que gera aborrecimento para o cabeleireiro e para quem teve o cabelo sugado. Todo cuidado é pouco!

O uso do secador

Para ajudar você a usar o secador de maneira adequada, o que garantirá a conservação do aparelho por mais tempo, observe as dicas a seguir:

- Como dito antes, limpe a tela com uma escova de cerdas macias;
- Não deixe o secador cair ou sofrer batidas;
- Na hora de manuseá-lo, segure o aparelho pelo cabo, evitando pegá-lo pelo fio. Trabalhar com o secador pendurado ao pescoço também não é indicado;
- Ao guardar, não puxe, não force e não enrole o cabo de alimentação do aparelho. Esse cuidado evita o rompimento prematuro do cabo e da parte interna do secador, e é válido para todos os equipamentos elétricos;
- Ao desligar, não puxe da tomada.

Dica!

Guarde sempre o secador com a grade de proteção virada para baixo. Esse procedimento evitará que entre sujeira no aparelho e que o funcionamento da hélice do motor seja prejudicado.

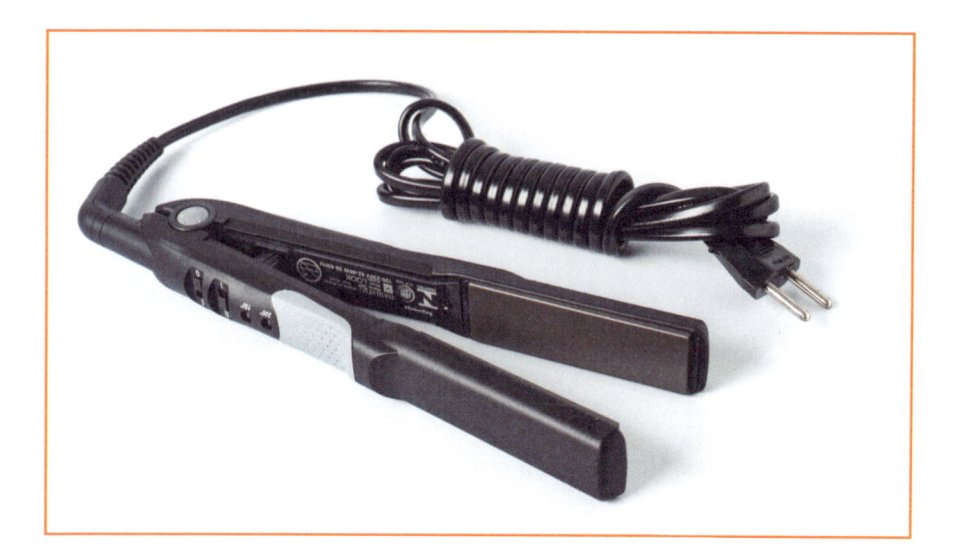

Prancha

A prancha, conhecida também como chapinha, é um instrumento utilizado em diversos procedimentos, como texturização térmica e escova inteligente. O mais comum, porém, é o uso dela na finalização da modelagem com escova, quando o cliente deseja um cabelo completamente liso. A prancha consegue dar esse efeito porque altera a estrutura do cabelo por meio do calor.

Você sabia?

> Íons são cargas elétricas naturais, que abrem as cutículas do fio capilar quando positivas e fecham quando negativas. Todo e qualquer atrito gera íons positivos, o que para os cabelos significa eletricidade estática (cabelos arrepiados). A tecnologia de ionização das pranchas gera íons negativos, que neutralizam os íons positivos surgidos no atrito da prancha com o cabelo, eliminando a eletricidade estática. Livres dela, as cutículas dos fios são fechadas, deixando-os mais brilhosos, saudáveis e protegidos contra agressões do calor e da poluição.

Modelagem com escova

Técnica que consiste na secagem dos cabelos utilizando escovas. Esse procedimento é um aliado do profissional para a aplicação das técnicas de modelagem dos cabelos. Para conseguir maior durabilidade no trabalho, é necessário seguir alguns passos básicos.

1º) Lave muito bem os cabelos com xampu e, caso use condicionador, aplique o produto com cautela, somente nas pontas dos cabelos, sem esquecer-se de enxaguá-lo totalmente;

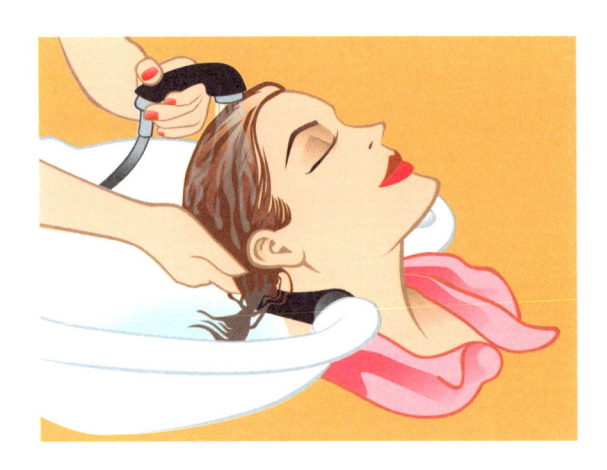

2º) Envolva a cabeça da cliente com uma toalha em estilo turbante e encaminhe-a à bancada;

3º) Retire o excesso de água dos cabelos com a toalha;

4º) Use um pente grosso para desembaraçar os cabelos, penteando-os delicadamente;

5º) Aplique nos fios um protetor térmico de sua preferência. Esse produto vai proteger os cabelos do calor do secador ou da prancha, além de dar durabilidade à escova;

6º) Dê uma leve secada nos cabelos para tirar o excesso de água, mas, se o cabelo da cliente for muito crespo e difícil de modelar, pode deixar os fios um pouco mais molhados para facilitar a modelagem lisa;

7º) Divida os cabelos em cinco partes subdivididas em pequenas mechas finas. Torça e prenda as pontas dos cabelos para dentro, mantendo a umidade nas pontas. A divisão dos cabelos também pode ser feita da testa à nuca e de orelha a orelha em forma de cruz;

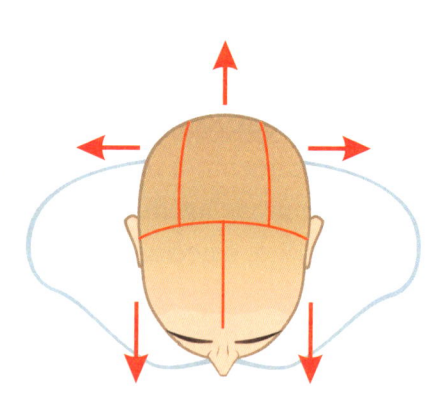

Atenção!

A divisão dos cabelos para escovação será diferenciada de acordo com o corte do cabelo, bem como a forma que se queira dar a eles.

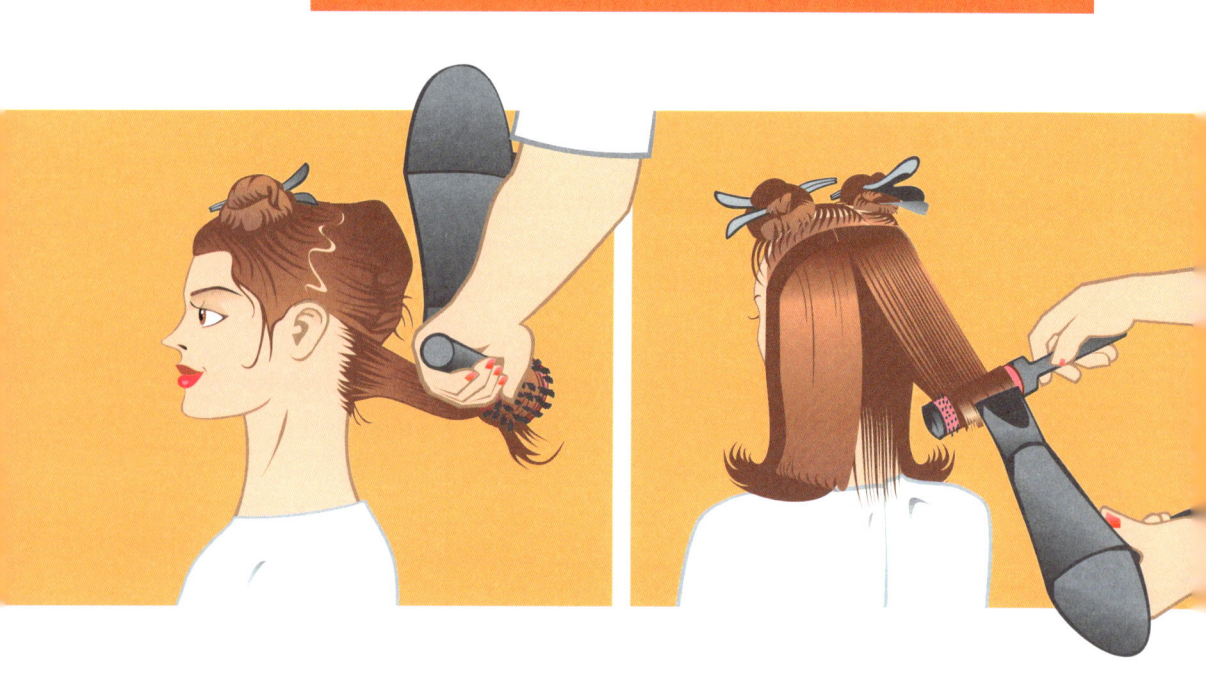

8º) Inicie a modelagem pela nuca, trabalhando os fios de cima para baixo, passando pela raiz, pelo meio e depois pelas pontas, descendo o secador sobre a mecha e escovando simultaneamente. Ao proceder desta forma em toda a cabeça, certifique-se de que o cabelo está bem seco;

9º) Passe o jato frio por cima de cada mecha trabalhada. Esse procedimento dará maior durabilidade à modelagem com escova;

10º) O reparador de pontas ou spray de brilho, que costumam ser usados para conter os fios elevados pela eletricidade estática, podem dar um melhor acabamento à modelagem com escova. No entanto, é preciso usar os produtos moderadamente, pois o excesso pode deixar o cabelo oleoso.

Atenção!

Só use spray fixador se o cliente desejar.

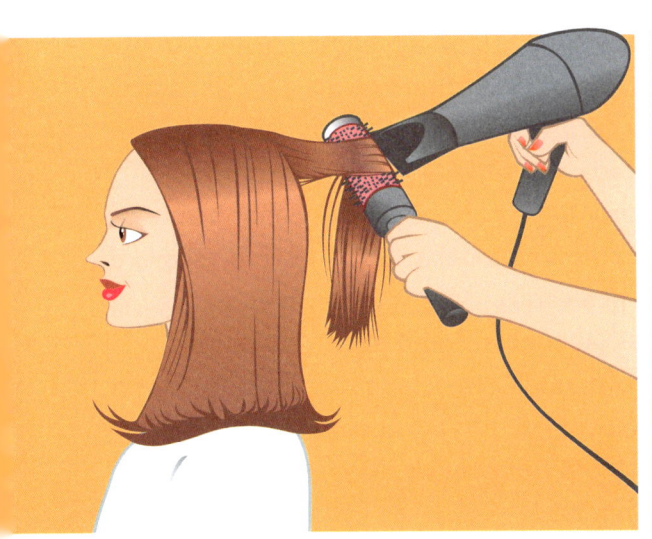

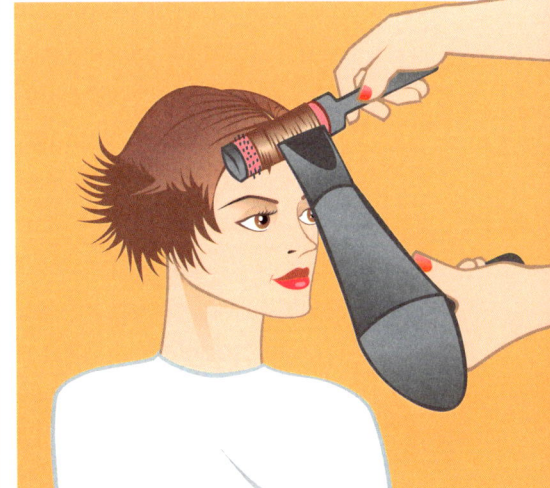

É importante ressaltar que o tamanho da escova também conta no resultado do trabalho. Se o esperado é um efeito com pontas modeladas, então devemos utilizar uma escova pequena ou média com cerdas de nylon ou mistas. Mas, se desejamos fios lisos com pontas retas, então devemos usar uma escova grande também com cerdas de nylon ou mistas.

Saber manusear a escova trabalhando na direção da linha de divisão em posição reta e mantendo-a por cima da mecha, se o objetivo for retirar volume, também é mais que necessário. Porém, se o desejo é dar volume, trabalha-se a mecha do cabelo com a escova por baixo, deixando a posição da escova para baixo, em direção aos ombros.

Dica!

Tenha máximo cuidado para não queimar os cabelos ou o couro cabeludo do cliente. O excesso de calor, pela proximidade exagerada do secador, pode causar acidentes. Para garantir a segurança do cliente, distancie o secador aproximadamente de 2 cm a 5 cm do couro cabeludo.

Técnicas de modelagem com escova

Na vida moderna, em que apresentar a melhor imagem é sempre uma exigência, a escovação dos cabelos é parte do dia a dia de muitas mulheres. Por isso mesmo, a demanda por escova, como esse procedimento é mais conhecido, é cada vez maior nos salões de beleza.

O profissional cabeleireiro deve procurar desempenhar bem essa função, até porque a habilidade de modelar o cabelo com escova é necessária também para os penteados – dos mais simples, para uma festa ou um jantar, aos mais elaborados, como para um casamento.

A modelagem com escova ajuda a disciplinar os fios, tornando mais fácil a realização do procedimento. Seja qual for a situação, o cabelo precisa ser preparado com uma escova. Veja abaixo o passo a passo da técnica de escova modelada.

Modelagem lisa com uma escova

Para esse procedimento, o primeiro passo é escolher um protetor térmico adequado para o cabelo. Depois, deve-se seguir os passos listados: divide o cabelo conforme o corte, inicia a secagem pela raiz, vai para o meio e só depois a ponta do cabelo.

A escova precisa ser bem escolhida, isto é, de acordo com o comprimento e o tipo dos fios. O trabalho deve começar com movimentos para baixo e por cima da mecha guia. Só com os cabelos secos e domados, começamos a modelar as pontas retas ou curvas para baixo, seguindo a vontade do cliente.

Dessa forma, mecha a mecha, quando você já não perceber, terá trabalhado toda a cabeça. Para finalizar, basta aplicar um choque térmico – um jato frio com o próprio secador – e passar o reparador de pontas ou o spray.

Atenção!

Já existe no mercado a escova prancha, como é conhecida, e faz o mesmo efeito dessa técnica.

Modelagem lisa com duas escovas

Envolva as escovas com os dedos médio, indicador e polegar, como se segurasse um pegador de macarrão. Coloque, então, a mecha entre as duas escovas, de maneira bem firme. Levante o indicador e puxe como se fosse uma prancha.

Essa técnica dá um resultado mais liso nos cabelos, dispensa a finalização com prancha, inclusive. Para terminar o trabalho, proceda da mesma forma: fazendo o choque térmico no cabelo e aplicando o reparador ou spray.

Modelada para cima

Assim como nas outras técnicas de modelagem, os procedimentos iniciais da modelada para cima são os mesmos. Começar com o protetor térmico, dividir e secar os cabelos de acordo com o tipo de corte e de fio, escolher a escova mais adequada e trabalhar com a escova por baixo e por cima da mecha.

Com os cabelos secos, use uma escova menor do que a usada na secagem para modelar o cabelo em direção aos ombros, rodando a escova entre as mãos, usando os dedos indicador e polegar para manter a escova em círculo. Quando o objetivo for um cabelo mais volumoso, modelamos num nível mais elevado, mais ou menos a 45°. Para finalizar, choque térmico e reparador de pontas ou spray.

Modelada com cachos

A diferença desta técnica está na hora de subdividir as mechas, o que deve ser feito no sentido vertical, para que sejam trabalhadas em pé. Isso é possível rodando a escova entre os dedos indicador e polegar, a fim de manter a escova em círculo. Ao soltar os cabelos, teremos lindos cachos. A finalização, como sempre, deve ser com choque térmico e reparador de pontas ou spray.

Amassada

Essa escova é direcionada a pessoas com cabelos cacheados. Por isso, a escova lisa é feita apenas da raiz, até mais ou menos 7 cm a 10 cm. Para o restante dos cabelos, usamos um mousse forte, um gel modelador ou mesmo um modelador de cachos. Com a ajuda de um difusor, em movimentos circulares, conseguimos dar um efeito de cachos definidos. Essa técnica é indicada para cabelos crespos com os cachos irregulares (mistos) ou quando o objetivo é um penteado de trunfa frontal com cascata de cachos na parte posterior da cabeça.

Escova armada (senhoras)

Feita geralmente em cabelos curtos, a técnica mais aplicada nesses casos é a modelada ou lisa: o gosto do cliente é que vai direcionar o trabalho. O importante é começar pela nuca, não se esquecer de rodar a escova entre as mãos usando os dedos indicador e polegar para mantê-la em círculo numa constante, do começo ao fim da escova.

Após a escova, desfia-se o cabelo na altura desejada e é esculpido um penteado solto, que será finalizado com spray de brilho. Deve-se trabalhar essa parte com o cabo do pente, para não deixar fio algum fora do lugar. Por fim, aplica-se o spray forte.

Esse modelo é, geralmente, mais solicitado por senhoras.

Prancha

Essa técnica consiste em alisar os cabelos com a ajuda de uma prancha. No entanto, isso não pode ser feito com o cabelo molhado. Para passar por uma prancha, é necessário fazer uma pré-escova, mais rápida, para só depois o cabelo ser pranchado.

O procedimento começa por isso, depois se divide o cabelo, para subdividi-lo em mechas finas em seguida. Coloque a mecha no meio da prancha e, sem parar, deslize até as pontas. Se o desejo for um fio reto, deslize reto; se quiser curvada, deslize e, ao final, curve para dentro. A finalização é com o reparador de pontas.

Cachos com prancha

Quando os cabelos já estão secos e escovados, mesmo que apenas com uma pré-escova, divide-se os cabelos em mechas e submechas. Com a prancha já aquecida, pegue e prenda o final de cada mecha bem fina no meio da prancha, enrolando como se estivesse com um modelador de cachos. Espere 20 milésimos de segundos – ou seja, quase nada – e solte.

Essa é uma técnica muito usada em finalizações de escova ou quando queremos cachos para executar um penteado rápido e não temos tempo hábil de preparar os cabelos adequadamente.

Referências

ANDRADE, W. A. S. **Curso de Especialização para cabeleireiros:** Química para cabeleireiros.

BARATA, E. A. F. A. **Cosmetologia:** princípios básicos. São Paulo: Tecnopress, 2003.

BAYNES, Jonh W. e Marek H. Dominiczak – tradução de Jacyara Maria Brito Macedo; et al. **Bioquímica médica.** 3.ed. Rio de Janeiro: Elsevier, 2010.

CARVALHO, A. M. et al. **Bioquímica da beleza**. São Paulo: Universidade de São Paulo, 2005.

Dermatologia: do nascer ao envelhecer / organizadora Mecciene Mendes Rodrigues. -1.ed. - Rio de Janeiro: MedBook, 2012.

Grande Enciclopédia Larose Cultural. Circulo do Livro S.A. Edição Integral. Copyright 1988.

HALAL, Jonh. **Tricologia e a química cosmética capilar.** Tradução Ez2translate. São Paulo: Cengage Learning, 2011.

HALLAWEL, Philip. **Visagismo** – Harmonia e estética. 2. ed. São Paulo: Ed. Senac, 2004.

HARRIS, M. I. N. de C. **Pele**: estruturas, propriedades e envelhecimento. 2. ed. rev. ampl. São Paulo: Senac São Paulo, 2003.

MOTA, Adinete Maria Cavalcante Girão. **Técnicas de alisamento**: Anatomia, fisiologia e transformação capilar. Fortaleza: Editora Senac Ceará, 2012.

Pequeno Dicionário Brasileiro da Língua Portuguesa. São Paulo: Companhia editora Nacional, 1973.

SCHWAN-JONCZYK, Dr. Annette. **Tricologia.** São Paulo: Wella AG, 2002.

Sites:

Anatomia da pele. Disponível em *www.medipedia.pt/home/home.php?module=artigoEnc&id=450*

Cabelo através da idade. Disponível em *www.cosmeticsonline.com.br/ct/ct_le_coluna_site.php?id=24*

FERREIRA, João. **Universo em equilíbrio.** Disponível em *universoemequilibrio.blogspot.com/2008_03_01_archive.html*

Hair biology-L'Oréal Group. *Disponível em www.loreal.com/research-and-innovation/people-behind-our-science/hair-biology*